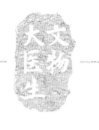

青铜修复技艺和它的传人们

庄丹华 杨婕

刘敏 苑利 著

顾军 苑利 主编

北 京 出 版 集 团

北京美术摄影出版社

图书在版编目（CIP）数据

青铜修复技艺和它的传人们 / 庄丹华等著 ；顾军，苑利主编. — 北京 ：北京美术摄影出版社，2022.6
（文物大医生）
ISBN 978-7-5592-0495-0

Ⅰ. ①青… Ⅱ. ①庄… ②顾… ③苑… Ⅲ. ①青铜器(考古)—器物修复—研究—中国②青铜器(考古)—器物修复—工作人员—介绍—中国 Ⅳ. ①K876.414②K825.41

中国版本图书馆CIP数据核字(2022)第082289号

责任编辑：耿苏萌
责任印制：彭军芳

文物大医生

青铜修复技艺和它的传人们

QINGTONG XIUFU JIYI HE TA DE CHUANRENMEN

庄丹华　杨婕　刘敏　苑利　著

顾军　苑利　主编

出　版　北 京 出 版 集 团
　　　　　北京美术摄影出版社
地　址　北京北三环中路6号
邮　编　100120
网　址　www.bph.com.cn
总发行　北京出版集团
发　行　京版北美（北京）文化艺术传媒有限公司
经　销　新华书店
印　刷　雅迪云印（天津）科技有限公司
版印次　2022 年 6 月第 1 版第 1 次印刷
开　本　787 毫米 ×1092 毫米　1/16
印　张　13.75
字　数　103 千字
书　号　ISBN 978-7-5592-0495-0
定　价　72.00 元

如有印装质量问题，由本社负责调换
质量监督电话　010-58572393

主编寄语

　　自冯骥才先生提出"传承人"概念开始，这个概念便一直被沿用至今。记得2007年文化遗产日期间，面对新华社记者的采访，我说过这样一段话：以往，一讲到中华文化的名人，我们便会想到孔子、孟子。不错，作为中华文明的集大成者，他们确实做出过杰出贡献。但是，在关注他们以及他们成就的伟大事业外，我们还应注意一个问题——除孔孟之道外，中华民族还有许多文明成就并不是由孔孟创造的。譬如，我们的中华饮食制作技术、我们的东方建筑技术、我们的造纸术、我们的活字印刷术、我们的纺织技术，以及我们已经传承了数千年之久的中华农耕技术等。也就是说，在中华文明的发展过程中，有那么一批人，同样为中华文明做出过杰出的贡献，他们就是妇孺皆知的鲁班、蔡伦、毕昇、黄道婆，拿今天的话来说，就是我们的非物质文化遗产传承人。一个国家的发展，一个国家的文明创造，没有他们的参与是万万不能的。随后，由我们提出的"以人为本"原则，以及"传承主体"概念等，基本上也都是围绕着如何认定传承人、保护传承人和用好传承人这一基本思路展开的。冯骥才认为传承人是一群智慧超群者，他们"才华在身，技艺高超，担负着民间众生的文化生活和生活文化。黄土地上灿烂的文明集萃般地表现在他们身上，并靠着他们代代相传。有的一传数百年，有的延续上千年。这样，他们的身上就承载着大量的历史信息。特别是这些传承人自觉而严格地恪守着文化传统的种种规范与程式，所以他们的一个姿态、一种腔调、一些手法直通远古，常常使我们穿越时光，置身于这一文化古朴的源头里。所以，我们称民间文化为历史的'活化石'"。

与精英文化所传文明的经史子集不同，传承人所传文明，主要体现在传统表演艺术、传统工艺技术和传统节日仪式3个方面。而本套丛书所采访记录的各位大家，正是偏重于传统工艺技术的文物修复类遗产的传承人。

人们对非物质文化遗产的认识，是有一个明显的渐进过程的。最初，人们并没有意识到文物修复与非物质文化遗产有何关联，所以在2006年第一批国家级非物质文化遗产项目中，就没有什么文物修复项目。当我们意识到这个问题后，便在2007年出版的《非物质文化遗产学教程》中，特意提到了文物修复，并认为这同样是一笔宝贵的非物质文化遗产，应该纳入保护系列并实施重点保护。从那时起，文物修复类项目也渐渐多了起来。

此次出版的"文物大医生"丛书，所收录的多半是专门从事皇家文物修复工作的老一代文物修复工作者讲述的故事。我们的目的是想通过他们将中国古老的文物修复历史，其中所涉及的著名历史人物、历史事件以及这些老手艺人总结出来的非常实用的文物修复技术，通过一个个真实、生动且有趣的故事，告诉每一位读者。这些故事很多都是首次披露，希望能给读者带来更多的收获和惊喜。

在这套丛书即将出版之际，我们还要感谢采访到的各位传承人。正是因为他们的努力，我们的老祖宗在历史上总结出的许多文物修复技术才能原汁原味地传承下来，也正是因为他们腾出大量时间接受我们的采访，他们所知道的故事才能通过这套丛书传诸后代。

顾军　苑利

2022 年 5 月 6 日于北一街 8 号

前 言

后母戊鼎、四羊方尊、虢季子白盘、曾侯乙编钟、莲鹤方壶、三星堆青铜面具、马踏飞燕、长信宫灯、朱雀衔环杯、错金铜博山炉……或端庄雄浑、魁伟厚重，或精巧别致、优雅轻灵，或灵异神秘、生动绚丽，这些气势非凡、撼人心魄而又精美绝伦的青铜器是中国灿烂的古代文明的重要载体，集冶炼、铸造、造型、雕塑、绘画、文字等多种艺术之大成，是中国古代艺术中的瑰宝，也是世界艺术史上的精华。

在中国的艺术品当中，青铜器的价值是被全世界公认的。1840年鸦片战争后，中国的大门被打开，外国人进入中国，发现中国的青铜器造型独特、做工精美，而且在西方国家18世纪文艺复兴时才出现的抽象派和印象派的造型，在中国3000年以前的青铜器中就有了。这让他们感到震惊，所以外国人非常喜欢中国的青铜器。中国青铜器的艺术地位在世界上可与西方的油画、雕塑相提并论，世界各地的许多博物馆和美术馆都会把中国青铜器作为馆藏重器，历代收藏家更是把收藏的青铜器作为镇宅之宝，世代相传。如今盛世兴收藏，青铜器更是收藏家们竞相追逐的宝贝。

推究中国青铜器的历史，从夏代起源，经过商周、秦汉，至宋代金石学诞生，青铜器从单一收藏的国之重器，拓展为一种研究对象，并产生了一门学问。自从有了青铜器文物和艺术品的收藏、研究，就有了青铜器修复技术。

十铜九补，埋藏在地下的青铜器，历经几百甚至几千年，出土之时往往锈蚀不堪，破碎缺损，远非我们在博物馆、陈列室所看到的光洁完整的模样，所以自从有了青铜器收藏和鉴赏，青铜器修复技术就应运而生了。通过匠人之巧手，青铜器修旧如旧，恢复了往日的形制、纹样乃至铭文，让人看出它真正的价值。

关于我国传统青铜器修复技术的起源，一般被认为是春秋时期已有青铜器修复行为。到了宋代，青铜器修复技术经历了一次高峰期。由于宋徽宗崇古、好古，复古之风盛行，对于古代名器，无不命人仿制。同时由于金石学兴起，加之青铜器的造型和纹饰又有很高的艺术价值，铭文也有重要的历史价值，于是出土古铜器日多，也开始依照遗物仿制充作庙堂的礼器。在这样的背景下，仿造古代青铜器一度达到了鼎盛，也涌现了一批仿铸工艺精湛的匠师和作坊，他们所仿制的青铜器之佳者，令精于鉴赏者也无法辨别其真伪。

元明时期，除了明代宣德年间铸造的仿古炉样式多且精美，复制技术一度处于低潮，且元人、明人在青铜器知识方面，远比宋人低。元末明初，做假锈的技术经过改进，不但方法更多，所做的假锈也更加逼真，而且出现了简单的修补技术和"改锹"（变造）、"拼凑"工艺。作伪者一方面对破损不严重的青铜器进行简单的修补，另一方面对破损严重的青铜残片，利用剪裁和锡焊技术把它们拼接成一件造型奇特的青铜器，这也是古玩商人对一些破烂不堪的或不容易出售的古铜器的处理方法。此时确定了铜器修复工作中的两条原则：残器修复不算伪品，真品的残件拼成一个新物则属于伪品。

到了清代，尤其是乾隆年间，随着青铜器收藏和研究风气的兴盛，青铜器研究工作开始走向系统化和专门化。在皇宫内，朝廷对先朝的数千年文明古物不惜重金设法恢复，设置了内务府造办处，征招入宫的都是当时的能工巧匠，专门负责为宫廷制作和修复各种做工精巧的器物。清末有一位人称宫廷"八大怪"之一的青铜器修复能手"歪嘴于"，专门负责修复宫廷内珍藏的历代青铜器。他也是青铜器修复"北京派"的始祖。

清末民初，随着帝国主义列强对中国历史文物的掠夺和盗卖，文物修复业也随着古董商人的"金石路子"和"洋庄生意"的兴旺而发展。大量锈迹斑斑的"新坑"残破青铜器的出土，促使专门从事修复的工匠们摸索和创造出新的工艺，如"漆地磨光""点土喷锈"等。工匠们把那些残破相当严重的青铜器修复完好，并做到修复后的部位与原件浑然一体，令人难以分辨。

中华人民共和国成立以来，新一代的青铜器修复工作者在各自的岗位上，创造着新的传奇，在继承传统青铜器修复技术，并将之发扬光大的同时，学习国外修复的成功经验和技术，不断创新完善，使修复技术不断呈现出新的面貌。其中北京派尤为鼎盛，自"歪嘴于"到张泰恩，及由其门生弟子而形成的"古铜张派"，人才辈出，历久不衰。作为"古铜张派"的传承者，贾氏家族自贾玉波至贾文超、贾文熙、贾文忠诸人，再至贾树等下一代，历经三代而屡有建树，堪称青铜器修复世家。本书辨析源流而详述之，以为记。

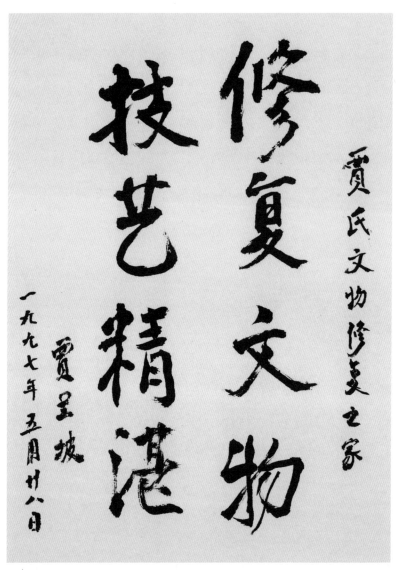

贾兰坡为贾氏文物修复之家题词

目 录

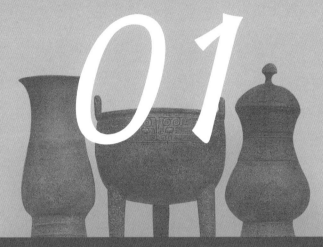

01

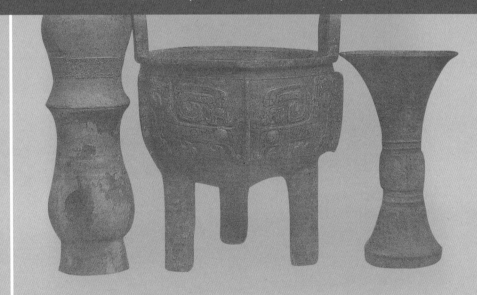

琉璃厂来了个"歪嘴于"

在清代，尤其是乾隆年间，由于得到宫廷提倡，青铜器的收藏与研究在当时蔚然成风，并呈现出一派繁荣景象。一些富有且身居高位的学者，更是多方搜罗出土的青铜器，编录的青铜器著录竟多达百余种，而在造型纹饰及铭文等方面的论述，其深度与广度也远超宋代。这种青铜器研究之风一直延续到晚清。随着青铜器收藏与研究热的兴起，一个崭新的行当——青铜修复行业迅速发展起来。

在皇宫内部，不但设置了内务府造办处，征招能工巧匠入宫，专门负责宫廷所用器物的制作，同时还召集了能工巧匠对已经破损的器物进行修复。宫廷里对青铜器的修复，目的有二：一是收藏，二是供皇帝把玩。因此它不同于民间的作伪。作伪是为出售而将破损的青铜器进行任意的改造和拼凑，而宫廷的修复则是要求在原器物的基础上，按照原器物的基本风格，通过打坯、铸件、錾刻、焊接、做锈等方法把已经损坏的青铜器修复如初。

鸦片战争之后，中国国门洞开，侵略者不仅肆无忌惮地烧毁众多古迹，而且大肆洗劫了中国文物。文物的外流，不仅活跃了欧美国家以及日本等地的文物市场，同时也刺激了西方列强和日本的古玩商、投机分子纷纷来中国"淘宝"。他们主要集中在北京、上海、天津等地。而且，随着清政府的垮台，原本依附于清廷皇室、过着无忧无虑生活的皇亲国戚、近臣太监们，因失去可观的俸禄，只能将自己平素聚敛来的金银珠宝、古玩字画，拿到古董市场换些米面。而清王朝的最后一批朝廷命官，从政治舞台退出之后，也只能躲到上海、天津、大连、青岛等地的租界里，他们当中的绝大多数人也只能靠变卖文物度日。

有卖家就有买家。就这样，以北京琉璃厂文化街为代表的北京文物市场迅速发展起来。清光绪年间，琉璃厂文化街来了一位嘴巴有些歪的老爷子。因为嘴巴歪，又姓于，所以这条街上的人们都叫他"歪嘴于"。"歪嘴于"，河北衡水人。他与众多干古玩的衡水人不同，他不倒卖文物，而是修复文物。有人说，他是同乡带来的；也有人说，他是宫里出来的太监。他到底是从哪儿来的，没人能说得清楚，但有一点可以肯定，他的手艺是跟宫里的太监学的。

清代内务府造办处设有古铜局，专门负责给皇上、王爷翻砂铸造各种铜器，艺人手艺十分了得。但这里只做新器，

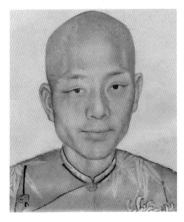

"歪嘴于"

不修旧器。一旦有了破损的青铜器，太监们只能自己动手。万一碰到重活儿、脏活儿、累活儿，太监们就得另找他人帮忙。"歪嘴于"进了京城，正好碰上太监们找干这种活儿的人，于是，他进了宫，开始帮着太监们修复宫廷旧器。那时他年轻，嘴还没歪，长相也不错，加之心灵手巧，太监们很喜欢他，教了他不少修复手艺。一晃十几年过去了，他也真的学到了一身的好手艺。据说，清末宫廷造办处里有8位做器高手，人称"八大怪"，"歪嘴于"便是其中之一。当时，琉璃厂茹古斋的经理、"歪嘴于"的同乡孙虞臣给他出了个主意："你就别跟太监们干了，自己在外面也开个古铜局，给古玩铺修理些青铜器，既挣钱又没人管着，这活儿多好！""歪嘴于"接受了老乡的这个建议，在前门内前府胡同开了个万龙合古铜局。青铜修复技艺中最重要的一支"北京派"就此发端。

为了迎合外国古玩商的口味，当时北京的市面上出现了外表华丽、形制精巧、地子漂亮、锈斑逼真的"北平造"青铜器，更厉害的是，还有根据各国收藏家的喜好制作的"西洋装"和"东洋装"两种完全不同类型的青铜器。

万龙合古铜局的生意日渐兴隆，但"歪嘴于"年事已高，就又招了几个徒弟给他打下手。据说"歪嘴于"前后一共收过7个徒弟，其中最有名并且最终传承了他的衣钵的便是张泰恩。张泰恩手巧又爱琢磨，手艺越来越高。师徒二人情同父子，感情深厚。清光绪末年，"歪嘴于"去世后，由张泰恩顶门立户。

据资料记载，京派青铜器修复技艺已有100多年的历史，尽管时衰时盛，但脉络清楚，从未中断。中华人民共和国成立后，京派青铜器修复技艺传人大多进入全国各地的文博系统，队伍也更加壮大。京派青铜器修复技艺是迄今为止该行业中最为昌盛的一支，也是影响力最大的一派。

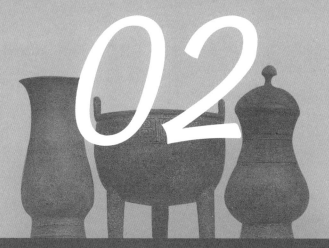

02

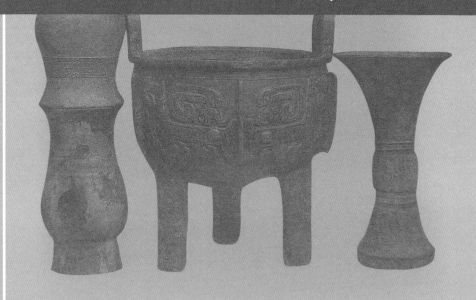

"古铜张" 传奇

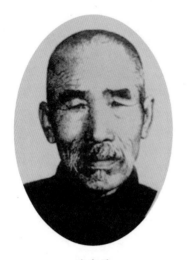

张泰恩

"古铜张"的由来

1892年，"歪嘴于"在前门内前府胡同的庙内收了个徒弟，名叫张泰恩。张泰恩，1880年农历十月初七生于河北省衡水市冀县（今冀州区）良心庄，12岁为谋生来北京拜师学艺。张泰恩在家中排行老七，在"歪嘴于"门下也排行老七，故人称"张七"。"歪嘴于"去世后，张泰恩为其发丧，后继承师父衣钵，把"万龙合古铜局"改名为"万隆和古铜局"，仍在前府胡同的庙内为琉璃厂古玩商修复青铜器。

大约在1916年，张泰恩与同院一吴姓人家的大女儿结婚，在京城安了家。这一时期正是帝国主义列强对中国大肆侵略、中国历史上大量文物被掠夺盗卖的时代，青铜器修复行业也随着古玩商的"金石路子"和"洋庄生意"的兴旺而发展起来。

　　1919年前后，万隆和古铜局从前府胡同迁至崇文门外东晓市大街路北第四家店铺营业，张泰恩也将家从前府胡同庙内搬出，住进了崇文门外法华寺南营房东四条13号；1920年，妻子吴氏在此院内生下了长子，名宝珍，宝珍后以画山水画为生；1926年吴氏病故；1930年张泰恩又娶了北京城外一张姓女子；1933年，张氏生下二子张宝玉，张宝玉后在北京市第二机床厂当钳工；1936年又生三子张宝善，张宝善后在石家庄8507厂当电工；1939年，又生一女，名淑玲，张淑玲后在北京第一七七中学当数学教师。

　　在这期间，张泰恩主要为琉璃厂古玩商修复青铜器。除了各种修理活儿，他最大的本事是翻砂铸造，仿造上三代的青铜器，在古铜器上錾刻钟鼎文、做假锈。因为他既能刻伪铭，又能做假锈，技艺颇精，生意红火，人称"古铜张"。

"古铜张"广招门徒

　　张泰恩把万隆和古铜局迁到东晓市后，生意兴隆，大批古玩商前来修理青铜器。由于业务繁忙，张泰恩开始收徒弟，30年间共收了11位徒弟，从而开创了北京"古铜张派"青铜器修复业。在这些徒弟中，王德山、赵同仁、刘俊声、贡茂林、张子英、张书林、张文普（号济卿，人称"小古铜张"）在青铜器修复和复制行业中发挥了重要作用。张文普和王德山是民国时期北京仿古铜器的高手。贡茂林、王德山、张文普各自收了若干名徒弟，是为"古铜张派"第三代传人。第二代和第三代"古铜张派"传人，每人都有各自的绝技，民国时期主要以修复和复制青铜器为主。在这个过程中，他们又研究、创新了很多复制青铜古器的工艺，其水平已经达到了行业巅峰。中华人民共和国成立后，他们大都进了各地的博物馆，成为新中国第一代文物修复工作者，他们的技术又传向了全国。如今全国从事文物修复的行家和老师傅，大多是"古铜张派"的传人。

是谁发明了"榆木擦漆"

作为京派青铜器修复技艺的第一代传人"歪嘴于"，在清末民初修复铜器时，只是用锡焊技术将破碎的铜器残片焊接起来，再用胶水、颜料、黄土把铜器涂抹成出土的模样。

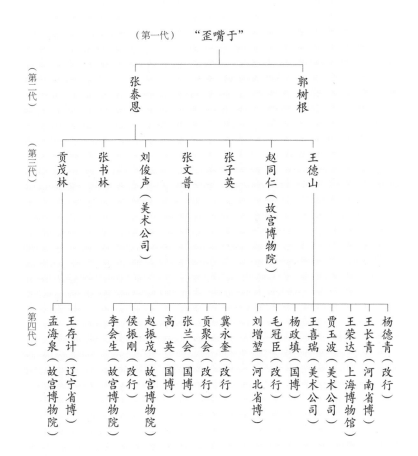

京派青铜修复技艺传承谱系

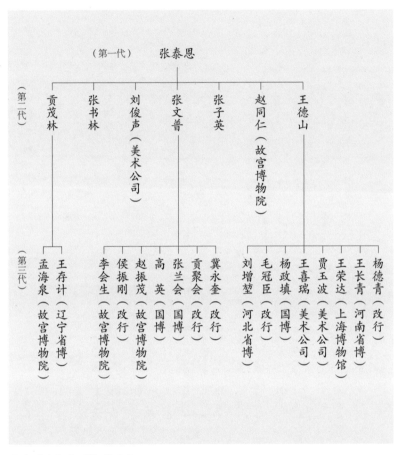

（第一代）　张泰恩

（第二代）　贡茂林　张书林　刘俊声（美术公司）　张文普　张子英　赵同仁（故宫博物院）　王德山

（第三代）　孟海泉（故宫博物院）　王存计（辽宁省博）　李会生（故宫博物院）　侯振刚（改行）　赵振茂（故宫博物院）　高英（国博）　张兰会（国博）　贡聚会（改行）　冀永奎（改行）　刘增堃（河北省博）　毛冠臣（改行）　杨政填（国博）　王喜瑞（美术公司）　贾玉波（美术公司）　王荣达（上海博物馆）　王长青（河南省博）　杨德青（改行）

北京"古铜张派"世系表

若是热坑青铜器就更简单了，弄点黑烟子，蘸点胶水一涂了事。到了张泰恩时期，古玩商和收藏家对修补铜器的要求提高，鉴赏水平也提高了，还像以前那样修复已不能适应新的形势。胶水做的锈色用水一冲颜色就掉，露出原形。因此，只有选用新材料，才会有人来修复古铜，古铜商才能赚到钱。后来用洋漆做锈，虽然不容易干燥，还总是黏糊糊的，但毕竟不怕水。随着经验的积累，做锈工艺中使用的材料也有了改进，艺人们用虫胶漆片代替了不易干燥的洋漆，使用"榆木擦漆"工艺来做地子。

至于最初是谁将"榆木擦漆"工艺引用到古铜器的做锈上的，大致有以下几种观点。

第一种观点认为是张泰恩。张泰恩有几个同乡在崇文门外东晓市大街开木厂子，他们把英国进口漆片（虫胶漆片）用酒精浸泡后油饰家具，专做"榆木擦漆"的活儿。张泰恩见后引进了这一方法，他用漆片代替了洋漆，改良了做锈方法。

第二种观点认为是张文普。张文普在万隆和专门做颜色，对外保密，经过不断摸索，最终取得成功。

第三种观点认为是王德山发明了"榆木擦漆"法，并促进了做锈方法的发展。

据几位老前辈的回忆与分析，张泰恩在20世纪20年代后期已然发了财，不用干活，有的是时间找开木厂的同乡闲聊，从而有条件接触到漆片这种材料和有关"榆木擦漆"的工艺，再把试验的任务交给聪明能干的侄子、大徒弟张文普来做也是顺理成章。张文普既是他的亲戚，在某种程度上又是万隆和的二掌柜，只有他有条件能够得到掌柜的许可，并一个人在楼上干活，其他徒弟只能在楼下干活。高英说："在张文普离开万隆和之前，连贡茂林、王德山等都不知假锈如何做。"

当张文普离开万隆和之后，漆皮做锈的方法已基本成形，王德山、贡茂林等人才有可能接触并使用漆皮做锈技术，并不断改进，日臻完善。王德山在此基础上进一步改进做假地子、假锈的工艺，发明了"漆地磨光"和"点土喷锈"的工艺，使修补后的残破铜器表面效果更加逼真。因此，可以说，用漆皮做锈的工艺是两代铜器修复前辈共同努力、探索并使之不断完善的结果。

技艺高超的"小古铜张"

"小古铜张"张文普的技术之高，从下列几例可见一斑。

1931年，岳彬收了一件商鼎。这鼎是从河南彰德府（今安阳）出土的，拿到北平的时候只是一堆碎铜，一点儿也看不出鼎的模样，只能通过出土时拍摄的已破碎但还未散架的鼎的原形照片勉强看出是鼎。岳彬用了400块大洋将它买下，又花了400块大洋让张文普按照片原样给修复成了一个双耳四足全须全尾的方鼎。这尊鼎的四角出戟，四面中下部有鼓钉，鼎的上部和四足的上部有一圈花纹，一点儿也没显出是碎后黏合的。岳彬以12000块大洋的高价将修复后的鼎卖出，大赚了一笔。由此可以看出张文普技艺之精湛。

另一件事儿是开古玩铺的萧宏度在天津用50块大洋收了件残缺的古铜鸭子壶。卧形的鸭子掉了一条腿，口、底都有残破，花纹也磨浅了。他的小古玩铺是北平雅文斋萧书农出资开的，收了好货，理应送往北平，何况还要修理。此前，在北平古玩市场上，古铜鸭子壶很抢手。雅文斋就请"小古铜张"修补。"小古铜张"先把掉了的那条腿接上，再修理残破的口和底，然后把磨浅了的花纹用刀挑深，修好一看，简直成了一件完美无瑕的熟坑青铜鸭子壶。虽然修理费花了300块大洋，比买价高出好几倍，但这只青铜鸭子壶最终以

6000块大洋成交。

此外，在1930年之前，洛阳有个县长叫高少木。他当政时，洛阳遍地都能倒腾出土文物。他见当地的砖瓦石块、碎铜烂铁都是出土文物，私挖古墓没人管也管不了，便对此产生了浓厚的兴趣，并与古玩商有了来往，后干脆辞官经商，在北平炭儿胡同东口开了个大泉山房，专门经营唐三彩明器、铜器、瓦器，雇王翰章帮他从外地进货。一次，王翰章用4000块大洋在彰德府购入一件出土的商尊，上面的镶嵌已残。高少木请"小古铜张"给他修理。"小古铜张"一看就明白，这是镶嵌细铜丝再做旧去唬洋人的，卖出的价钱自然少不了。他开出的修理价和进货价一样，也是4000块大洋。高少木因自己干不了，只好答应下来。结果修得真叫一个漂亮，最后以3万块大洋卖给了一个美国财阀。

"小古铜张"靠修理铜器的好手艺挣了大钱。但他并不止于此，还利用手中高超的技术，帮助岳彬等人在铜器上作假。1937年卢沟桥事变后，社会一度萧条，古玩铺没买卖做。一次，岳彬闲来无事躺在藤椅上听收音机中播放的评书《封神榜》，说姜子牙的坐骑是个"四不像"。虽说书者进行了解释，引用了诗句，可他还是没弄明白这个"四不像"到底是个什么东西，就让徒弟查书。徒弟查到所谓"四不像"就是麋鹿。这种动物角似鹿，头脸似马，尾似驴，蹄似牛。这解释一下促发了岳彬作假的遐想。他让"小古铜张"做一个"四不像"。"小古铜张"费了很大的劲才铸出一个卧式的"四不像"。这件"四不像"身长三尺、高一尺五，近似颐和园的铜牛。做旧和做假锈的工作是由另外两位师傅承担的，因为工序烦琐，干了很长时间。他们先是抹硝酸银，再用矾水煮，煮完再抹硝酸银，晾干后再煮，反复十几次，花费了200多个小时，这件"四不像"的表面终于变成了黑返绿的旧铜颜色。他们又把此物埋入简易厕所尿窝子底下，并天天用尿浇。经过一个夏天，到寒露时，将其取出，假绿锈也做了出来。这件"四不像"全部手工费才花了1000块大洋，最终以1万块大洋卖给了一个外国人。

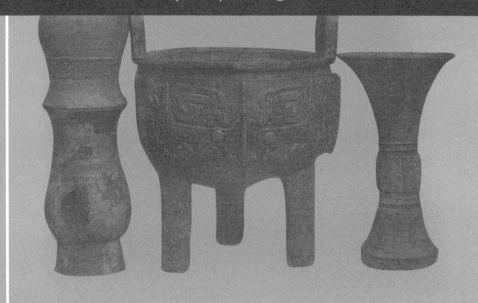

03

严师王德山

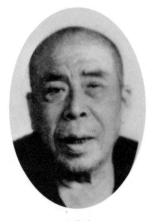

王德山

王德山与北京文物修复业的发展有着密切关系。王德山是"古铜张派"第二代中的佼佼者。他在20世纪30年代的一些发明沿用至今，从而有力地推动了北京及全国青铜器修复技艺的发展。他教的几位高徒，现均已成为行业专家，并在各地博物馆工作，使京派青铜修复技术传播到了全国。

王德山，1911年生于河北巨鹿。因其从小跛足，世人称其为"王瘸子"。他13岁来京拜张泰恩为师，20世纪30年代初出号自立，在崇文门草厂八条30号家中开业。他的手艺非一般人可比，技术全面，能修会塑，铸造、錾花样样精通。由于手艺精，好学肯钻，活儿修得好，他在老北京古玩界有较高的名声。

"漆地磨光"和"点土喷锈"

王德山在青铜修复技术上为后人做出了很大贡献，发明了"漆地磨光"和"点土喷锈"工艺。在张泰恩时代，修复的铜器只是赚钱的商品，所以，对修复的要求也不一样。20世纪30年代，外国人对铜器的要求是：特殊的造型、精美的纹饰、漂亮的地子和美观的锈色。能够具备这4种条件者即为上品。这便推动了青铜器修复技术的全面提高。在这种形势下，王德山研究发明了做假地子和假锈的新方法，即"漆地磨光"和"点土喷锈"。所谓"漆地磨光"，就是用酒精浸泡虫胶片，溶解成虫胶清漆，再调和各种不同的颜料做成铜器修补处的地子。据说这种方法是受了"榆木擦漆"工艺的启示。所谓"点土喷锈"，就是把黄土用水调成泥，用牙刷、小刀将其弹拨到需做锈处，待干后，再用虫胶清漆调出各种颜色，用牙刷蘸上调好的颜料，将颜料弹拨或用吹管喷到需做锈的地方，待完全干燥后拿硬毛刷蘸水刷洗。这样一来，黄土可被水刷掉，而用虫胶清漆调成的颜料固化后不溶于水，且与铜胎黏合，看起来与真的一样。如此做成的锈犹如鬼斧神工，自然逼真。"点土喷锈"据说是受到刷牙时牙膏喷在手上一事的启发，这种方法可使残破铜器的假地子和假锈更为逼真，一直沿用至今。

故宫藏有一件商代方罍，上面有王德山伪刻的蕉叶兽面纹和夔纹，表面的锈即用"漆地磨光"和"点土喷锈"方法做出的，自然逼真，一般人难辨真伪。故宫还藏有一件商代尊，口部有残，1940年由王德山补配并将补块做成"黑漆古"，几十年过去了，颜色至今未变。著名的金石大家商承祚看后称赞道："补做技术娴熟，称得上是天衣无缝。"可见王德山功底深厚，非常人能比。

王德山虽然文化程度不高，但聪敏好学，从不满足现状，不仅能用漆调色做锈，还能用化学方法做色。他从20世纪30年代起开始研究用化学方法做锈，经过几十年的试验，也取得了较为满意的效果。他的徒弟王喜瑞回忆说："我当学徒时（30年代末），我们柜上就用阿摩尼亚水（氨水）咬黑。"

严厉的王师傅

由于请王德山修东西的人多，他一个人忙不过来，所以，从1937年开始，他先后收刘增堃、毛冠臣、杨政填、王喜瑞、贾玉波、王荣达、王长青、杨德青为徒。他的铺子分工明确，有塑型的，有錾活儿的，也有专门做锈的，颇具现代管理模式。

在过去，当学徒是苦差事，"师父领进门，修行在个人"，受苦受累又挨骂，有时还免不了挨打。1936年，13岁的贾玉波被通古斋掌柜乔友声从家乡河北束鹿（今辛集）带到北平，后拜在王德山门下。根据贾玉波的儿子贾文珊回忆："父亲一开始干的全是给师娘抱孩子、倒痰盂、洗碗等杂活儿，起得最早，睡得最晚，只有师父一家人和师兄们安睡后，自己才能休息。父亲也只有在抱孩子时才有机会偷看师兄是怎么干活儿的。有时父亲由于偷学技术耽误了家务活儿，常常遭到打骂。有一次脑门还被打出一个青包，父亲哭着跑回通古斋，哭闹着死活不肯回去。乔友声和肆文堂书店掌柜张连仲拉着父亲一起找到王德山，碍于人情面子，王德山才开始让父亲给师兄打下手学点儿技术活儿。"

王德山在教徒弟时要求特别严，但技术上只是点到为止，剩下的全靠自己在实践中琢磨、体会。中国传统手艺人都有这样的特点，师父教徒弟不会一口气全教给你，而是先教给你一部分，看你的理解力和领悟力，然后再考虑剩下的教还是不教。有时候师父教七分，余下的只能靠徒弟们自己揣摩了。这并不是说师父要留一手，而是说师父也要考察徒弟的理解力和动手能力。还有，一旦师父教会徒弟，二者就会不可避免地产生竞争关系。王德山要求徒弟苦练基本功，如让徒弟动手复制完成一件铜器时，会将其与真品摆在一起，从不同角度对比检查，只有达到真假难辨的程度，才算技术达标，目的就是用这种看似严酷的技术标准逼着徒弟钻研、苦练基本功。

文物重生记

中华人民共和国成立前夕，古玩行业萧条，王德山迫于生计在广安门外以铸水龙头为生，中华人民共和国成立后又重操旧业。文物局局长郑振铎先生鼓励王德山和他的几个徒弟："你们要扩大生产，为新中国换取外汇。"1954年公私合营初期，王德山与几个徒弟的古玩铺归属北京市特种工艺品公司（简称"北京特艺公司"）文物加工部，后又归入北京市文物商店文物加工部。1959年，北京市文化局又将其并入北京市美术公司。王德山等人为国家换取了大量外汇，为博物馆修复、复制了众多的文物及仿制品。

王德山与师弟刘俊声，以及王喜瑞、贾玉波等徒弟，在20世纪60年代被分到北京市美术公司文物复制厂。这里聚集了一批能工巧匠，如刘增堃、祝茂群、左玉伯等老一辈文物修复工作者都在这里。他们为博物馆修复、复制了大量珍贵文物。1959年，为迎接国庆10周年，中国历史博物馆（现为国家博物馆）从全国调集大批文物筹建通史陈列展，其中，青铜器修复、复制任务相当繁重。虽有张兰会、杨政填、高英等高手，但仍难以负重。北京市美术公司又派出王德山、贾玉波、王喜瑞、左玉伯等众多名师参与其中。他们先后修复、复制了四羊方尊、大盂鼎等数百件珍贵文物。直到20世纪80年代，在展室中陈列着的后母戊鼎、虢季子白盘，一般人都很难辨认出是石膏复制品。

20世纪60年代，王德山、贾玉波、祝茂群、刘增堃等人受中国科学院考古所之邀，为朝鲜复制一批文物。由于这批文物要提供给朝鲜学者研究用，又具有一定的国际影响，因此质量要求非常高。众名师各展其能，在保质保量的基础上，高标准地完成了任务，受到了上级领导的称赞。此外，他们还参与了河南安阳殷墟妇好墓青铜器的修复工作，以及河北满城刘胜墓长信宫灯、陕西秦俑坑铜车马的复制工作。可以说，在全国众多博物馆中，都留传有他们的手艺。

王德山古稀之年仍坚持培养新人。1990年，王德山去世，享年79岁。如今王德山的徒弟已遍布全国各文物单位，王德山和他的徒弟们为抢救祖国的文化遗产，以及为新中国的博物馆事业做出了重大贡献。

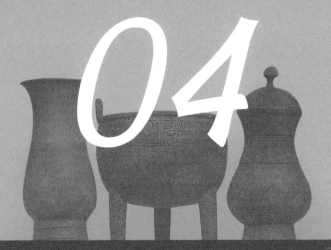

04

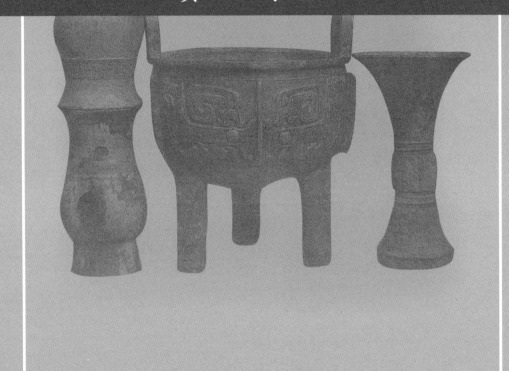

贾玉波学艺记

少小离家

1936年的一天，河北束鹿赵古营村西头一户人家，早早就起床了。早饭后，父母拉着儿子的手百般叮嘱："出门在外，一定要照顾好自己，有事儿就找姑父商量，或者托老乡送个信儿回来。"母亲坐在炕头悄悄地抹着眼泪，将连夜赶制出来的布鞋、衣服塞进孩子的铺盖卷里，并和他做最后的道别……

故事中的这个儿子就是刚满13岁的贾玉波。

贾玉波在家中排行老三。大哥早在十几岁的时候就去了石门的一家药铺当学徒，二哥从小跟着父亲在田间务农。小玉波受父母疼爱，从小被送进私塾，一直供到高小。无奈家里拮据，再加上小玉波下边还有4个年幼的弟弟，家里实在拿不出供他上学的学费，只好辍学。凑巧的是，贾玉波的姑父乔友声回乡

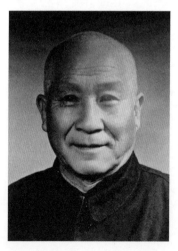

乔友声

探亲，父亲托其为玉波找一个学艺糊口的地方，乔友声一听便应了下来，决定带小玉波去北平学做古玩生意。

小玉波没有出过远门，不知道京城有多远，只是听父亲说要先坐马车到县城，再到石门坐火车，要走一整天的路。料峭的寒风中弥漫着些许晨雾，小玉波懵懂地跟着姑父乔友声踏上了去往北平的路。这一天，不仅是贾氏家族改变命运的一天，同时也是他们家与中国文物修复事业结缘的起点。从这天开始，中国的文物修复界多了一个对后世产生重要影响的贾氏家族。

拜师王德山

乔友声常年与古铜器打交道，买进卖出，颇有经验与门道。因为王德山的修复技艺远近闻名，深得同行认同，所以乔友声收来的残破古铜器经常送到王德山的古铜铺去修，一来二去就与王师傅混熟了。乔友声深知"一技在身走遍天下"的道理，便将贾玉波引荐给了王德山，望其能好好学艺，将来帮衬自己店铺的生意。

偌大的北平城让小玉波眼花缭乱。看着长长的四合院、前门大街上飞奔的黄包车、走街串巷叫卖的冰糖葫芦，还有各种各样的美味小吃，小玉波知道了什么才叫生活。他暗下决心一定要学好手艺，让父母过上真正的好日子。求知若渴的少年什么都想学，不愿意放过一点点学习的机会，哪怕再苦再累，只要能学到真本事都是值得的。

在过去，刚进门的学徒可不容易，十分辛苦。通常，师父不会一开始就教给技术活儿，相反，徒弟要每天帮师父师娘干家务，做一些与技艺无关的杂碎琐事。这样做的目的，一是师父在考验徒弟，在磨徒弟的性子；二是通过做家务，从徒弟那里获取些经济回报，毕竟一年后师父要教徒弟点儿真本事，没有任何付出，岂不是让师父做了赔本的买卖？小玉波每天都要给师父干家务，但即使是这样，他也未曾放弃学艺的念想。后来，贾玉波开始给师兄打下手，学点儿技术活儿，真正走上了学艺之路，而且，一走就是一辈子。

找到"手感"

文物修复是一件需要静得下心、耐得住性子的工作。王德山要求徒弟必须苦练基本功，在修复中找到自己的"手感"。这看似枯燥的背后，是职业习惯的养成，也是浮躁心态的沉淀。

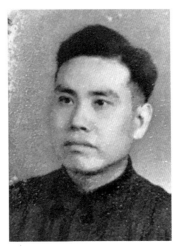

贾玉波

正是王德山对徒弟的严格要求，再加上自身勤奋好学，贾玉波学到了一身好本领，掌握了精湛的修复技艺，成为文物修复界公认的好手。后来，贾玉波也同样严格要求他的徒弟、儿子们，基本功一定要扎实、过硬，这是一个手艺人的根本。

贾玉波的三儿子贾文珊回忆说："父亲在中国文物修复界是公认的多面手，他不光修复手艺高超，且与众不同，鎏金银、镶嵌金银、翻模、铸造、錾刻、做旧样样精通，这显然与父亲学艺期间打下的扎实基本功有关。"贾玉波干的活儿多了，接触的器物多了，一般器物的真伪、年代一看就明白，说得头头是道。说到这儿，贾文珊想起自己小时候去博物馆找父亲的情景。有一天父亲正在工间休息，看到他来了，便领着他到展厅转悠，告诉他哪件是原物，哪件是复制品，并从锈色的纹饰、铭文字口等多个角度逐一进行分析，从细微处辨真伪。小文珊对父亲的仰慕之情油然而生。贾玉波曾经对贾文珊说：“在旧社会，多学一些手艺，这是为了生存，俗话说艺多不压身，本事大了，不但能养活自己，还能让家人过得好。修复是鉴定的基础，修复能看到器物的本质，不搞修复的人很难看到这一层。”

贾玉波的鎏金技艺

贾玉波在中华人民共和国成立之前，跟师父学了招绝活儿，这便是“火镀金银”，也就是我们所说的鎏金技术。1963年，贾玉波应陕西省博物馆之邀，为该馆复制过几件鎏金盘和其他金银器物，可见他在这方面的造诣是相当高的。

由于传统鎏金技艺要接触汞，为防止汞中毒，贾玉波不得不经常去疗养院进行排汞治疗。其间，他一直在思考一个问题：怎样用简便的方法，既不让汞进入体内，又能让手艺人复制出精美牢固的金银器陈列品呢？要想实现这一目标，需要攻克两个难题：第一，复制品一般仅需做一件，金银器胎壁薄，复制难度大，如何在有限的环境和技术条件下，保证复制品和原器物完全一样；第二，在简陋的设备条件下，如何采用化学方法镀金银器，尽一切可能完善自我保护而不受化学品的侵袭。围绕这两点，他试探着用锡、铅、锑、锌、铋等的低熔点合金材料，铸造出器壁薄而纹饰清晰的器胎，再以化学方法镀上金或银，复制出供博物馆展出的陈列品。

贾文珊回忆，他小时候经常去父亲的工作室，曾看到父亲在铅锡合金器物上鎏镀过的金银器。因为工作室内所用材料毒性大，主要的镀金操作不会让他看。后来，他问及父亲鎏金工艺的技术流程，并把具体的工艺记录了下来。父亲告诉他，这种方法的最大问题是氰化物毒性大，不解决这个工艺肯定不行。贾玉波不满足现状，他又尝试着无氰镀金，再后来，他又向相关科技人员请教，试着用"电刷镀"技术解决传统镀金银带来的问题。

在传统鎏金技艺的探索与改进上，贾玉波花费了近20年的时间，他尝试了各种办法，只是为了使鎏金技艺在确保传承的基础上，尽可能减小对人体的伤害。作为老一辈文物工作者，贾玉波一直在与时俱进、不断学习。这种难能可贵的精神一直激励着年青一代的文物修复者不断前行，为祖国的文物修复事业贡献自己的力量。

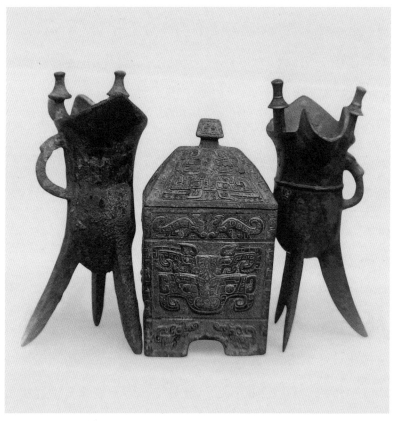

贾玉波师徒在 20 世纪 40 年代修复过的青铜器（一）

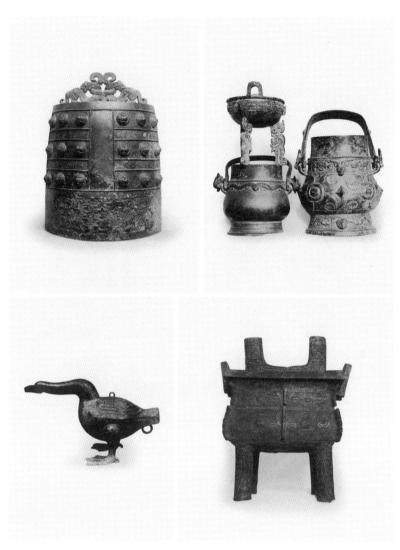

贾玉波师徒在 20 世纪 40 年代修复过的青铜器（二）

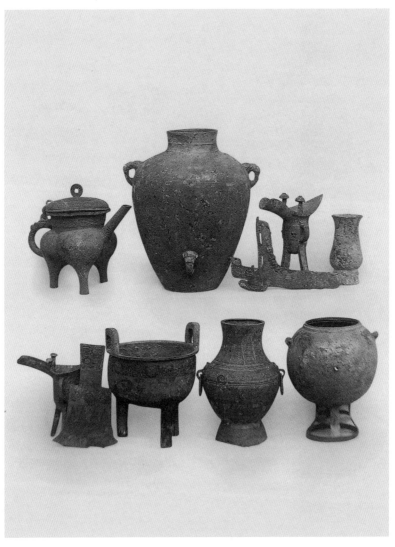

贾玉波师徒在 20 世纪 40 年代修复过的青铜器（三）

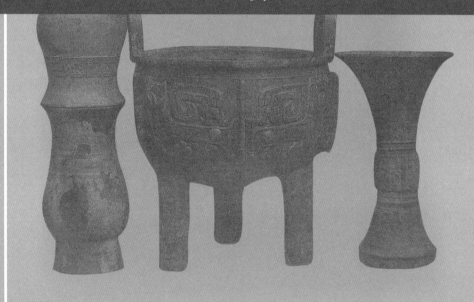

05

后母戊鼎与贾家的缘分

说到鼎，就不能不提到我们的国宝重器——后母戊鼎，它与贾家也有一段珍贵的缘分。

后母戊鼎

后母戊鼎本是商代后期王室所用青铜祭器，是商王祖庚或祖甲为祭祀其母戊所制。此鼎形制雄伟，是中国目前发现的最大、最重的古代青铜器，因鼎腹内壁上铸有"后母戊"三字得名，现藏于中国国家博物馆。

后母戊鼎立耳、方腹、四足中空，除鼎身四面中央是无纹饰的长方形素面外，其余各处皆有饰纹。在细密的云雷纹之上，各部分主纹饰各具形态。鼎身四面交接处，则饰以扉棱，扉棱之上为牛首，下为饕餮。鼎耳外郭有两只猛虎，虎口相对，中含人头。耳侧以鱼纹为饰。4只鼎足的纹饰也独具匠心，在3道弦纹之上各施兽面。鼎呈长方形，高133厘米，口长112厘米，口宽79.2厘米，壁厚6厘米，重达832.84千克。

这样的传国重器从它重见天日的那天起就注定充满传

奇。1939年，它被发现于河南安阳武官村西北的吴家柏树坟园，盗掘者是武官村的地主吴培文。当时河南被日寇占领，吴培文本想将鼎卖掉，但生怕落入日本人之手，于是找人计划将鼎肢解锯开，但最终只成功锯掉两只耳朵。这时日寇开始在全村搜寻这个大鼎，吴培文甚是担心，只好将鼎再次埋入地下，直到1946年抗战胜利后才重新掘出。后来，后母戊鼎被运往南京。中华人民共和国成立后，后母戊鼎由南京博物院保管。当时鼎的一只腿上有吴培文等人锯鼎时留下的深深的痕迹，鼎耳也只找回一只。南京博物院对它进行了修复，并复制了丢失的那只耳朵。修复后的后母戊鼎参加了南京博物院1957年9月举办的中国历史文物陈列展，后被调入正在筹建中的中国历史博物馆，并成为"中国通史陈列"的重要展品。2003年中国革命博物馆和中国历史博物馆合并组建成中国国家博物馆，后母戊鼎由中国国家博物馆收藏。根据专家的再三考证，名称也由最初郭沫若先生命名的"司母戊鼎"改为"后母戊鼎"，并一直沿用至今。

"再回老本行"

1954年公私合营，贾玉波原在的古玩铺归属北京特艺公司文物加工部，后归入北京市文物商店文物加工部。中华人民共和国成立10周年时，北京市文化局又将其归并到北京市美术公司，先后承担起中国人民革命军事博物馆、中国历史博物馆文物陈列品的修复与复制任务。时间紧，任务重，人手又少，贾玉波受邀到北京市美术公司文物加工部干老本行。

20世纪60年代初，北京市文化局将文物加工部划分到北京市美术公司文物复制厂，贾玉波担任铜器组组长。当时，贾玉波的师兄王长青在河南省博物馆、王荣达在上海博物馆，师弟刘增堃在河北省博物馆，在京的只有王德山、刘俊声、贾玉波、杨政填、王喜瑞等人。如果再加上"古铜张派"的赵振茂、高英、王存计，正好组成了一个北京的文物修复团队。在他们的努力下，京派青铜修复技艺重新获得新生。

起初，贾玉波与师父王德山、师兄杨政填等人是为筹展中的中国人民革命军事博物馆复制手枪、地雷、红缨枪等一批兵器。后来他们又同其他文物修复专家为中国历史博物馆的展览做准备。就在这时，中国历史博物馆从全国各地抽调上来的珍贵文物，陆陆续续地送到了他们手里。在这数千件国宝级文物中，有相当一部分文物需要经他们的手进行修复或复制。直到今天，这些精美的青铜器都还常常出现在全国各大博物馆里，它们泛着青光，带着历史的痕迹，无言地诉说着自己的故事。其中就有后母戊鼎，后母戊鼎由此也开始了与贾氏家族的缘分。

贾玉波等人在修复时发现，后母戊鼎的4个柱足和鼎耳都是中空的。这说明整个鼎的鼎耳、鼎腿是事先铸好后嵌入鼎范（用来铸鼎的模子），在浇铸鼎身时才与鼎身连成一体。很难想象，在殷商时期，铸造一个如此巨大的青铜器是如何完成的。这样的大型工程，除了要有强大的国力支撑，还需要工匠们的智慧与熟练的操作。从采矿、冶炼、运输、合金、铸造，到修饰成形，这个过程所经历的时间之长，也都是我们难以想象的。后母戊鼎制造难度之大、制作周期之长、制作样式之精美，在世界上独一无二。按照当时的约定，贾玉波等人还要对后母戊鼎进行复制，这同样是一个工序复杂、难度大且耗时的工作，但他们都出色地完成了，复制出的后母戊鼎与原版一模一样，并无二致。

传承，就是孩子们接过老手艺

贾玉波的子女都去国家博物馆瞻仰过后母戊鼎，这也是一种奇妙的缘分。从这硕大的后母戊鼎中，他们看到的不仅仅是一件国之重器，更是父辈人曾为此做出的种种努力，这也许是他们与普通观众在感官上最大的不同吧。

贾玉波的孙子贾树（贾文忠之子）在进入国家博物馆后，进行了一段时间的集中学习，而他参与的第一项工作便是再次复制后母戊鼎。由于后母戊鼎又高又大，室内根本放不下，复制工作就只能在院子里进行。那年夏天，贾树穿着白背心给这件大鼎的复制品做旧，不同的时空，做着和爷爷当年一样的工作。青铜器的做旧要求与原件一模一样。真品上哪里有锈，复制品上就要在一模一样的位置做出锈来。用贾树的话说，要想做出相同的东西，首先就得把自己变成"肉眼3D打印机"。一件后母戊鼎，光做旧就花了半年时间。在做旧方法上，他延续了王德山发明的"漆地磨光"和

"点土喷锈"工艺。社会不断发展，科技不断进步，现在的文物修复、复制大多结合科技手段进行，但传下来的老手艺不仅没丢，而且依然发挥着重要作用。

贾树进入这个行业也10多年了。以前是父亲贾文忠带着他去博物馆看这些国宝，看课本中出现的国之重器——后母戊鼎。现在贾树成家立业了，在女儿小的时候，他就带着她去国家博物馆看过这件宝贝。这显然与贾氏家族和后母戊鼎的那段情缘有关。毕竟，他们一家几代人都为此付出过心

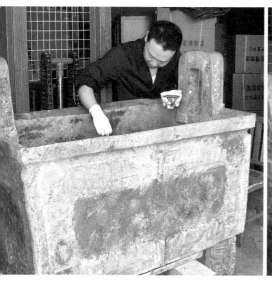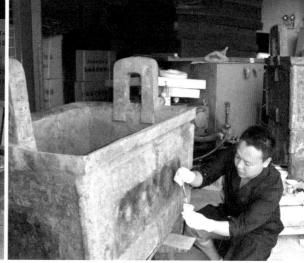

2010年，贾树参与复制后母戊鼎工作

血。懵懂的孩子上下打量着这件鼎。这场景似乎在哪里出现过。在哪里？在贾家。同一个动作，同一个眼神，在不同的年代、不同辈分的人身上，反复出现过。这让贾家在中华民族中找到了自己的归属，也找到了那条回家的路……

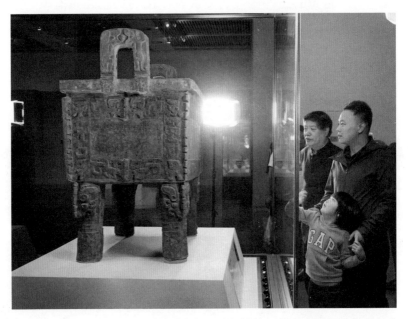

2019年，贾文忠（左）、贾树（右）、贾如（前）在中国国家博物馆参观后母戊鼎

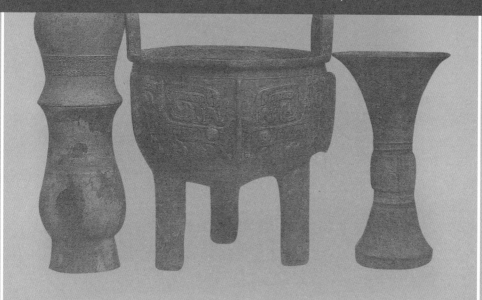

06

以假乱真的秦陵铜车马

中国是世界上最早造车的国家之一，古车的设计除需满足实用功能外，还要考虑"明贵贱、辨等列"的社会教化功能，以及战争的需要。1980年在陕西出土的秦陵铜车马震惊了世界。

"青铜之冠"

1980年，在陕西临潼秦始皇陵封土堆西侧出土了两乘铜车马，其大小约为真实马车的二分之一，车、马、驭手全用青铜铸造，通体彩绘，车马器等部分饰以金银，这也是中国考古史上截至目前出土的体形最大、结构最复杂、系驾关系最完整的古代车马，被学界誉为"青铜之冠"。它的发现对研究我国秦代冶炼与青铜制造技术、车舆制度、车辆结构等具有重要价值。

当时发现这两乘铜车马时，铜车马已经碎成了3000多片，修复难度极大，但好在没被盗过，所有残片都在。秦始皇陵博物院为此专门成立了修复组。据资料介绍，这辆铜车马从发现、修复到整理完成，共花了8年时间，可见当时铸造也一定花费了不小的力气，其难度之大亦可见一斑。铜车马的零部件很多，大小、形状各不相同，因此对制作工艺的要求也十分严格。当时的工匠运用了铸造、焊接、镶嵌、销接、子母扣连接等工艺，才制作出如此恢宏的作品。

在当时的考古现场，这两辆铜车马分别被编号为一号车、二号车。一号车实际上应该叫"立车"或"高车"，而二号车应该叫"安车"或"辒辌车"。《晋书·舆服志》记载："坐乘者谓之安车，倚乘者谓之立车，亦谓之高车。"所谓立车（高车），就是驾驶人站着驾驶的车辆，从过去的戎车（作战用车）发展而来。而安车（辒辌车）则是坐着驾驶的车，带有两个车厢，并且前面的车厢是半封闭的，人坐在前面驾车，后面的车厢是封闭的，一般是车的主人坐在里面。之所以叫辒辌车，是因为后面的车厢带有窗户，夏天窗户可以打开通风，冬天窗户可以关上保暖。安车其实已经非常接近我们现代的汽车了，更具有人性化的设计与考虑。在历史文献中，这种车通常只有身份高贵的贵族可以乘坐，秦始皇出巡坐的应该就是这种类型的车。

复制秦陵铜车马

早在秦陵铜车马刚刚出土时，贾玉波就参观过。那时候二号铜车马正处于内部修复实验的方案制订阶段，面对尚未见雏形的残车断马，他依然能够想象出它完好无缺的样子，这给他带来了无限的震撼与惊喜。贾玉波心里已有打算，便向同行的同志说，他可以在短期内复制出一件来。那之后，他查阅相关文献资料，又相继去陕西看了两遍二号铜车马，才开始了他的复制工作。铜车马的结构相当复杂，二号铜车马的车厢、驭手、马及零部件共3462块。因形状各异、大小悬殊，贾玉波只能将其分为大部件、彩绘图案等部分，分别采取化学处理方式、化学与传统相结合的处理方式，再配合车厢的组装顺序，先主体后散件，组装后整体随色，化学封护，从而恢复了"青铜之冠"的完美与绚丽。因过程繁杂，在这里就不一一赘述了。下面我们就以做层状锈这道工序，简单感受一下青铜修复的魅力。

车厢的内外、篷盖均有绚丽多彩的花纹。先根据全车（不管是否有彩绘部位）对照原铜车马的表层，在铜地子脱落的部位，用牙刷按其形状弹拨上一层泥，脱落不明显的地方弹拨小泥点，泥点干后，在彩绘的地方涂两遍白色丙烯颜料，晾干后再涂两遍，这样脱落后的边沿更有层次感。晾干后的白地子暂时先不要动，裁出相应形状的纸并盖在地子上。做满器的锈色，要以铜绿锈为主基调，配砂绿、群青、太白、石英粉，漆汁调拌后用牙刷弹拨，锈色要有一定的厚度，晾干后再弹拨一层。锈干透后，揭去盖在白地子上的纸，用笔蘸取白色丙烯颜料，修补白地子与锈色相交的地方。最后用清水洗去弹拨上去的泥点，露出脱落点。清洗泥点时，要先挑破表漆，水润入泥里，泥会自然脱落，整体刷洗后，自然斑驳的锈迹也就呈现了出来。涂过白色的地子就可以彩绘了，先用清水刷洗出脱落地子，丙烯颜料防水，不用担心被刷洗掉。接着将土黄、熟褐、铁黑等颜料调成稀汁，装进小喷枪喷彩绘罩面，喷过后呈旧黄灰色，再用带有浮灰的棉纱团进行擦拭，色泽会更加真实古旧。

另外，秦陵铜车马的复制还运用了鎏金、镀金、嵌金、错金等工艺，贾玉波也早已将这些工艺烂熟于心。青铜的錾刻有别于首饰的錾刻，它多分为几层花纹，尤其是西周时期的错金银，摸起来并不平整，中间往往是鼓起来的，就像泥

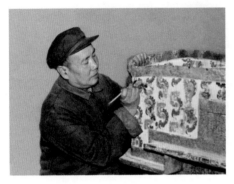

贾玉波在为铜车马车厢彩绘

鳅背一样。这就要求工匠在器物上开一通梯形的燕尾槽，口窄底宽，再将金线嵌入槽内固定住，之后还要上一层膜，防止其移动。他的学生亲眼看见他一点点地剔刻，錾完了再错上金银，从而确保金银的稳定性。

1983—1984年，贾玉波用了不到一年的时间就将秦陵铜车马成功地复制出来，其精美程度几乎与原物一模一样。这件复制的铜车马作品在北京展出多次，受到各界好评。1986年，贾玉波复制的秦陵铜车马在香港文物展览中心展出时，国家文物局的领导看到后，非常惊讶，以为是真的秦陵铜车马运了过来。这也从侧面反映出了贾玉波复制技术的高超。这件复制的秦陵铜车马作品无论是纹饰、形状，还是锈迹的处理，都达到了以假乱真的程度。

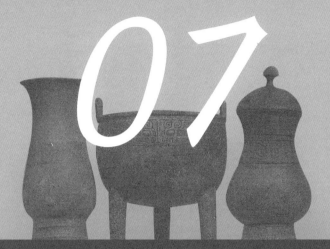

07

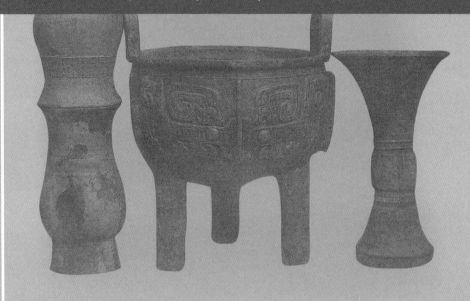

岁月中的青铜光影

2016年12月14日，由贾文忠、贾树共同编写的关于贾氏三代人与青铜器之缘的著作《吉金萃影——贾氏珍藏青铜器老照片》在中国农业博物馆召开新书发布会。书中700余件青铜重器见证了青铜国宝的辗转命运，也见证了一个家族与青铜修复的不解之缘。

珍贵的玻璃版底片

熟悉古玩的人恐怕没有不知道琉璃厂的。20世纪三四十年代，有成千上万件古玩在这里交易，无数青铜重器在这里被买进卖出。当时军阀混战，民间盗墓现象频发，政府无暇顾及国宝的流失，后母戊鼎、四羊方尊等青铜器大多是在这一时期进入人们的视线的。它们带着历史的沧桑"停"在了贾玉波师徒手中。"停"是这个行业专门用来形容器物与人之间的缘分的。贾玉波师徒分外珍视这些与他们相遇的青铜器，便用当时最时髦的照相技术，为它们留下光与影的记忆，就好像与好友分别时拍照留念，以期待下一次的久别重逢。就这样，贾玉波先后积攒了上千张玻璃版底片。

谈起家族收藏的这些民国时期的玻璃版底片和老照片，

贾文忠显得特别自豪，当然，自豪中也有惋惜。自豪的是，这些珍贵的光影记忆都是老一代青铜修复专家贾玉波和他的师父王德山及师兄们在20世纪20—40年代经手修复过的商周时期的作品。那个年代的照相技术是从日本引进的，设备和玻璃版底片的价格都非常昂贵。他们每修完一件器物，就请照相铺的人来拍成照片，为了省钱，大件、珍贵的器物单独拍，小件器物便几件摆起来一起拍。惋惜的是，当时只拍了修复后的照片，而没有拍修复前的原始照片。贾文忠说："我们家现有玻璃版底片300多张，我洗出来查证了一下，大概有700多件青铜器，当然肯定不止这些，当时修过的青铜器有好几千件呢。"随后，他又惋惜地说道："我们家原先有好多玻璃版底片，有的被水泡过，有的被我们玩碎了，还有的被我们兄弟几个用墨在上面画了小人儿，拿手电一照，映在墙上跟动画似的，这些都不能用了。现在留存下来的就剩300多张了。"

据介绍，这些照片中的青铜器大多是出自商周的礼器、乐器、兵器，其中有许多已流散海外，被收藏在世界各大博物馆和部分收藏家手中。在这些器物中，有109件器物尚有

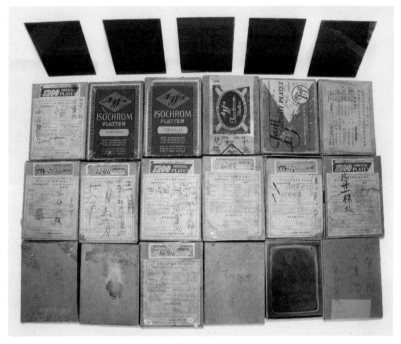

贾氏珍藏青铜器玻璃版底片

来源去向和著录信息，有81件在国内外博物馆等收藏机构和研究单位发现了它们的影子。

传世青铜器人面盉

贾文忠曾亲自去过美国弗利尔美术馆。他说，站在父亲亲手修复过的传世青铜器人面盉的前面，感慨万千。当玻璃版底片上的光影与眼前的实物融为一体时，他竟激动得红了眼眶。他从未想到既熟悉又陌生的人面盉会以这种方式出现在自己的眼前。听他描述，我们的脑海中似乎也浮现出了当时的画面。贾文忠说，民国时期，河南安阳频繁发生盗墓事件，市面上也时常见到有人兜售殷墟遗物，这件人面盉就是那个时候流入北京的。古玩商为了卖出高价，请贾玉波和王德山一起修复。当时人面盉周身布满铜锈胶泥，花纹模糊不清，经过师徒二人的仔细洗刷，人面盉精美的花纹全部展露出来。由于深埋地下，日久天长，有些地方已经残破，只能重新做地子，再上锈。经过几番整理，原来的生坑人面盉终于以精美的样貌呈现在我们面前。看着玻璃版底片上的人面

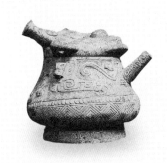

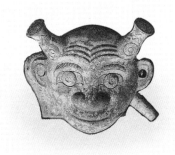

人面盉　　　　　　　　　　　人面盉俯视图

盉，贾文忠十分感慨，转眼过去了将近一个世纪，殷墟也进行了数十次发掘，但始终未发现过与人面盉类似的器物。这件形状独特、设计巧妙、装饰风格又极为怪异的人面盉，绝对是中国青铜器家族中绝无仅有的重器。

贾文忠还说，以前只知道这件人面盉是被古董商卢芹斋收售，后辗转来到美国弗利尔美术馆。后来根据玻璃版底片以及父亲的零星记忆才得知，这件人面盉修复后，是当时北京同益恒古玩店的萧延卿、陈鉴塘以13.5万大洋的价格卖给了一位上海古玩商人，随后才被辗转运至他国，如今陈列在美国弗利尔美术馆。这几块玻璃版底片拨开了历史的迷雾，让我们了解了人面盉的前世今生，也见证了贾氏一族与它的缘分，更让我们感慨这件国之重器颠沛流离的命运。

贾氏一族保留下来的这些珍贵的玻璃版底片，是非常重要的原始资料，据此可以推测流落海外的青铜器的出土年代、出国年代，同时也为今后的青铜器研究提供了重要佐证，对于中国的文物修复界也有着极其重要的意义。据说，李学勤先生在贾文忠的铜斋工作室看到这些老照片时十分激动，他建议要以这些老照片为线索，搜寻那些流失海外的青铜器的收藏地，最好编辑出版一本《海外遗珍》，这对于寻找流失海外的中国文物具有重要意义。

除这些玻璃版底片外，贾玉波当年还在家中积累了很多青铜器的拓本资料。贾文珊曾写道："我年幼时，常见父亲取出一包包、一捆捆的纸片，解开并摊在桌面上，对比端详。我凑上去看，只见有些已发黄的宣纸片，全是墨印上去的，墨黑乎乎的一片，黑墨间露出道道花纹。父亲不许我们动他的这些东西，后来我听母亲讲，这是拓片。父亲从学徒起，他的师父就将传拓技术传给了他。当年，对文物断代、辨别真伪的书籍很少，只能在实践中逐步积累经验，每件器物的纹饰在修好后都要将它拓下来，供以后修复和复制时对比参考。"可惜的是，这些青铜拓片最后也没能保留下来。

岁月中的光影记忆，斑驳而深刻。它记录了一个国家、一个民族的时代印迹，也记录了时代变迁中辉煌灿烂的文化遗产。时过境迁，国之瑰宝，文脉永存。

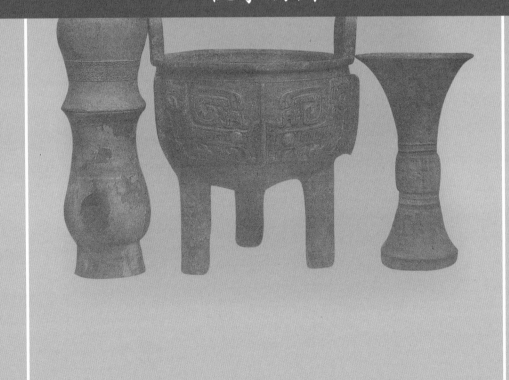

08

桃李满园

贾玉波作为文物修复界的一代名师，自幼勤勤恳恳地向师父学艺。他在工作岗位上兢兢业业、辛勤劳作，为我国文物修复事业做出了重要贡献。更难能可贵的是，贾玉波还将他的技艺毫无保留地传给了后代，为我国的文物修复事业培养了一批又一批的技术人才，使独具特色的中国文物修复技术得到了更好的传承与传播。贾玉波教过的学生遍布许多省市，现都在中国各大博物馆从事与文物修复相关的工作。贾玉波的子女自幼耳濡目染父亲的文物修复技术，长大后也都从事了与文物相关的工作。

20世纪60年代初，贾玉波应邀去了中国历史博物馆，参加"中国通史陈列"筹展工作，北京市美术公司派贾玉波任历史博物馆文物复制组的总负责人。中国历史博物馆从全国征集来了大批珍贵文物，这批文物由张兰会负责。原则是从各省调集来的文物，修复后再复制一件，然后将复制品送还原省，所以他们的工作任务一是修复，二是复制。其中，贾玉波与王德山、杨政填、高英等人共同复制了后母戊鼎、四羊方尊、龙虎尊、虢季子白盘、大盂鼎、犀牛尊、越王勾践剑等数百件大型珍贵文物。由于工作量大，人手奇缺，文物局在全国各省市征招年轻学员，让他们在操作中学习文物修复，同时也要求贾玉波等人在紧张的工作之余还要承担起培养人才的重任。贾玉波对这些学员总是悉心传艺，让他们尽快掌握技术，实现独立操作。

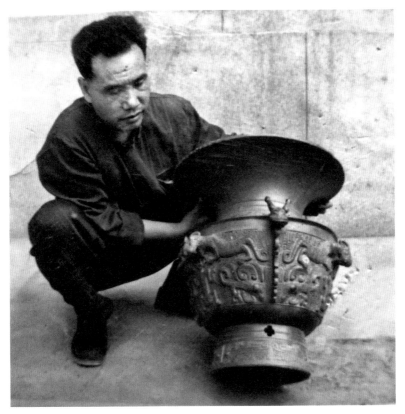

贾玉波在中国历史博物馆修复及复制青铜器龙虎尊

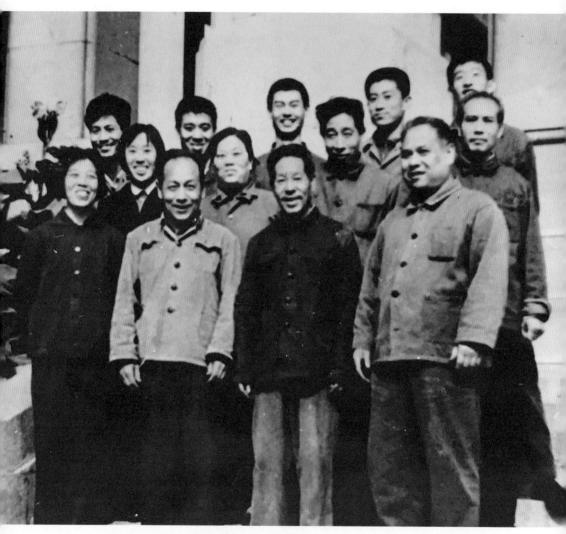

贾玉波在中国历史博物馆工作合影（后排左起：赵家英、牛德良、杨志新、葛述禹、王赴朝；中排左起：宋曼、王慈民、高英、贾玉波；前排左起：王玉兰、郝洪林、王喜瑞、杨政填）

中国人学艺讲究师承，在师父带领下进入一个行当，通过不懈努力，学得一身吃饭的好本事。在这个过程中，师父为人处世的智慧，也在潜移默化中影响着自己的弟子，并让其受益终身。师承是师父与徒弟的缘分，也是一门手艺薪火相传的温度。

贾玉波的学生在多年以后还清晰地记得他们第一次见到这位修复界传奇人物时的场景："贾老第一次出现在我面前时，没想到他竟然是一位极平凡的老人。一件洗得有些发白的衬衣，配上一条普通的蓝布裤子，一头灰白的头发和他那布满皱纹的脸上，已分明写满沧桑，只有那双充满神采的眼睛及走路时的神态，才有些比实际年龄更加年轻的模样。当馆长为我做了介绍后，我甚至忘了我们之间可曾有过寒暄，只记得贾老回以我一个慈祥的微笑。"

弟子左崇新回忆道："我求教于贾先生的最深体会，是他对技术精益求精，一丝不苟……他教我们技术，不是只教我们复制的方法，还教我们如何观察分析所要复制的原器物，如观察器物表面的地子、锈蚀的不同部位、锈斑色泽的变化及生成原理等，这一切都要观察准确，并印在脑子里。

贾先生就是这样毫无保留地将自己多年来积累起来的实践经验传授给了我，使我受益匪浅……"

为了更全面地了解贾玉波授徒的情况，我们联系到了在中国人民革命军事博物馆工作的范天明。范天明说能为师父做些事让他感到很高兴，这也是他作为弟子应该做的。

据范天明回忆："20世纪80年代，军博除陈列近现代战争展的展品外，还开始了古代战争文物的征集与陈列，这就需要接触大量古代战争的文物，尤其是春秋战国乃至先秦时期的各种青铜兵器。征集到的残损文物需要修复，而军博以前修复的只限于近现代军事文物，这与古代战争所用兵器的修复完全不同。没办法，我们只能将当时还在中国历史博物馆的贾玉波先生请过来，让他边教边修，把我们这批年轻人带出来。"那时的范天明刚进中国人民革命军事博物馆不久，从事的主要是文稿的修复工作，比如题词等。贾老师的到来，让他学到了更多关于文物修复的知识，除青铜器外，还有铁器、木器、石器等，他们的师徒缘由此拉开了序幕。

贾玉波在中国人民革命军事博物馆所修文物种类庞杂，

既有军用的礼器、石器，也有古代部队所用的装备器、兵器，而且青铜器尤多，比如古蜀国、古楚国的兵器，以及陕西、河南的标准器等。贾玉波在修复中往往会根据器物本身的状况，结合功用，灵活运用不同的材料以达到修复、加固、复形的目的。比如拿到一件文物后，贾玉波先让徒弟们学会观察，看看这件文物应该从哪里下手，并且提出两三个方案。如果在修复过程中遇到问题，备用方案就会派上用场，这样才可以把事情做得圆满。贾玉波修复文物的一个重要特点是有应急的修复手法，当一件文物被挖掘出来后，初步修复非常重要，只有这样才能保证在清理过程中不再继续损毁。贾玉波提出的初步修复法很好地解决了文物运输过程中的二度伤害问题。三峡工程大搬迁时，很多文物是突击发掘的，参加文物发掘工作的许多是贾玉波的再传弟子，用的就是他总结出的初步修复法。再比如青铜修复中关于结构点的问题，贾玉波讲到青铜修复要围绕古人的结构点，很多不懂的在修复中会把修复点模糊了，一旦模糊就会造成文物气韵、张力的变化。而贾玉波在修复中手准，结构拿捏十分到位。他在修复之前会仔细观察，然后再根据材料的张力决定如何修复，这样做很少会出现返工的情况。贾玉波干起活儿来精准、到位，速度快、效果好，很少有人能超过贾玉波的修复水平。从精细修复来看，贾玉波修过的几件故宫文物，比如夏代、西周的爵杯，复制出来的纹理纹饰、外观的气氛，与真品几乎一模一样，甚至就连上手的分量也都差不多，精准程度非常人所能及。

文物修复很少涉及兵器，但贾玉波不仅能修兵器，就连相关问题也有着自己的独到见解。如秦代兵器上多有"寺工"二字，在研磨铸造方面都非常精致，这种做法是从吕不韦开始的。吕不韦在兵器的标准化制作、计件等方面发挥了重要作用。贾玉波分析，秦始皇灭六国，为什么要先灭郑国？因为郑国有着极强的铸造能力，其优势有三：一是在技术上很早就使用了铁与铜的混合冶炼技术；二是郑国有着极好的水利优势；三是车马优势。秦陵铜车马的风格是郑国的样子，现在新郑地区便有大量车马坑。当时青铜车轴中间是空心的，可以灌油，灌完油用木塞子塞住，接着上蜡，油在里面起到润滑作用。甚至最早的汽车上用于减震的弓子板，在新郑地区出土的车里也已经出现了。而秦始皇兵器标准件的制造正是沿用了郑国的传统。现在在郑国墓中如果一个个去找，也能找到相应的模范，而且非常标准。这也是在大规模战争中能够迅速修复军备用具的一个十分重要的原因。在古代战争中，车是重型武器，车的好坏决定了一个国家国力是否强盛。郑国车做得特别好，后来他们的做法影响到了秦国。贾玉波的猜测在后来也得到了验证。新郑后来由于市政改建，挖出了一个车马坑博物馆，挖了不到3米就见到了车马，也弄明白了一辆青铜车的构件有3600多个。

对贾玉波的评价范天明用了"专、博"二字。在一个行业里能够做到"专"，已经非常不容易，而贾玉波不但"专"，而且"博"。这除了经年累月的实践，多听多看多学也是十分重要的。贾玉波的到来完善了中国人民革命军事博物馆的修复架构，同时也为其他地方博物馆培养了技术人才。

贾玉波为人和善、平易近人，对待学生的请教有问必答，在工作中也不墨守成规。他不断探索，吸收引进更高效、更先进的技术和材料，为文物复制行业带来了更大的革新。比如，贾玉波是第一个将橡胶、搪胶、乳胶模具的翻制技术引入文物修复、复制中以取代石膏模的人。20世纪60年代末，他便开始试验。当时文物界还没有从英国人手中学到使用硅橡胶技术，而且也未证实该技术在文物上可行。他刻苦钻研，最终取得成功。70年代初，他用此技术为文物铸造残缺的配件，使功效和质量都得到了很大的提高，修复后的青铜文物纹饰也更加精细、更加逼真，从而取代了传统的手工打制和锡铅合金铸造残缺配件品的工艺。

"文化大革命"期间，贾玉波还从社科院考古所低价购进一套电解铜设备，在北京市美术公司建成了一间电解铜实验室，研究出了用电解铜制作铜模具的技术，效果更加逼真。后来，他又探索化学镀金银技术，该技术取代了沿袭几千年的传统火镀金工艺，减小了汞毒对人体的危害。在探索青铜器的化学做旧方面，他又试验出多种方法及药液配方，并把它们毫无保留地传给了下一代。

贾玉波当年协助修复、复制的大量国宝级文物仍在全国各大博物馆中展出，有着巨大的社会教育作用。而他的学生也承袭了他的经验技术，继续为中国的文物保护事业贡献出自己的一份力量。一代匠人，开创了一个金石世家，也

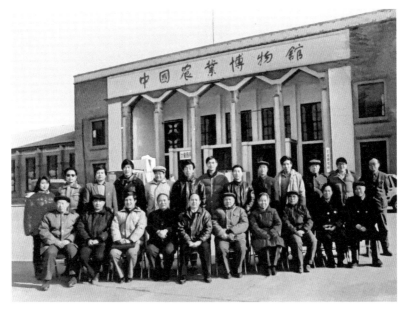

贾玉波（前排右五）与北京市文物局举办的青铜器培训班的学员合影

造就了桃李满园的芬芳。2000年2月10日，贾玉波先生在北京逝世。

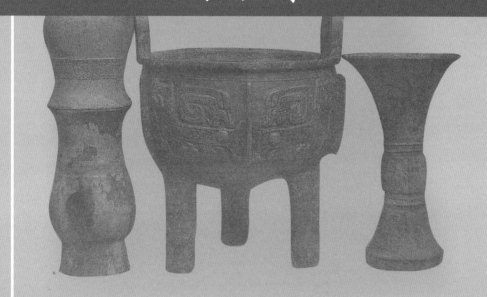

09

家的故事

作为父亲的贾玉波给孩子们未来所从事的事业带来巨大影响，成年后的7个子女所从事的职业基本上都与文物尤其是青铜器修复或复制相关。但同时不可不提的是于艰苦岁月中维系这个九口之家，把七兄妹一个个抚养成人的母亲王翠云。这位看似平凡的家庭主妇，却以其坚忍、善良、刻苦和大度深深地影响着她的儿女乃至她所抚育的孙辈。

据贾玉波的次子贾文熙回忆，母亲自小在前门楼下长大，姥爷是老北京的第一代电业工人，也是个能工巧匠。姥爷在工作之余还会修些话匣子、电话机等，目的是挣些外快，让家人衣食无忧。母亲在兄妹三人中年龄最小，上面还有舅舅和姨妈。母亲一生做家庭妇女，生活中的常见字她都认识但写不出。母亲与长自己10岁的父亲，经老乡倪玉书介绍结婚，随后随父亲住进了东琉璃厂街火神庙内的一间南房。

父亲的住所在当时是北平南城中共地下党的情报站，每有地下党北方局城工部的同志进城来住，母亲就回海淀娘家暂住几天。老大文超、老二文熙出生后，为不影响父亲的工作，母亲都是回娘家坐月子，住上一段时间。1948年平

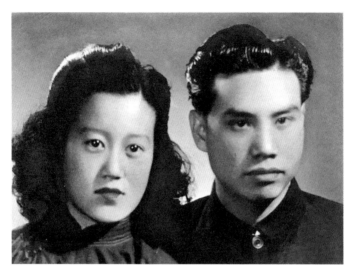

王翠云、贾玉波

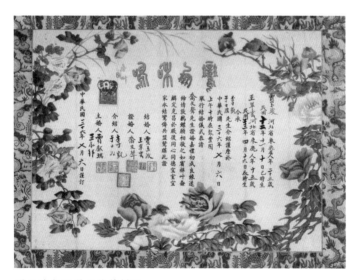

贾玉波与王翠云的结婚证

津战役解放大军围城时，城内闹饥荒。姥爷通过关系几次给父亲家送来粮食，度过饥荒。文熙的左腿至今还留有一条2厘米长的疤痕。据母亲讲，那时老三文珊刚出生不久，母亲在娘家坐月子，一天文熙在炕上玩，不小心掉到了地上，刚巧腿压在不锈钢饭盒盖子的沿口上，腿被切了一个深口，好在没伤及骨头。

从文熙等孩子记事时起，他们已经住进了广渠门夕照寺街一座三层筒子楼里。听母亲讲之前住的琉璃厂街火神庙的那处房子，因一位师兄要结婚，父亲就仗义地把房子让给了师兄。父母带着孩子还在天坛附近的一处破庙里住过。他们记得庙门前是大片的树林，很阴森，墙上画满防狼的大白圈，晚上没有电，只能靠蜡烛照明。孩子们每天都盼着父亲早早回家，以便熄灯睡觉。广渠门内的这幢小筒子楼当时也很孤独，西边临铁路，沿铁路向北百十米，铁路桥下有一桥洞，当年并不宽的广渠路从桥下穿过。铁路护坡的草丛，是三兄弟玩耍的地方。有时他们到铁道上去玩，面对一列列飞驰的火车擦身而过，也从未感受到危险，为此经常受到母亲的训斥。每到傍晚，兄弟三人都会站在桥洞口的广渠路边等父亲回家，或是和一群孩子围观耍猴的、变戏法的。直到天色渐黑，孩子们才能看到父亲骑车过来的身影。

刚解放的时候，父亲在北京市粮食局检验科当科长。有一天，母亲对父亲讲，才买的面蒸出来的馒头吃起来发黏，第二天父亲便跑到粮站查问这批面是面粉几厂生产的，然后亲自跑到那个面粉厂去查究竟。这时孩子们朦胧中才知道父亲到底是干什么工作的。那时母亲在家除操持家务外，还会干点副业。父亲从面粉厂取回成捆的面袋，因为反复使用的面袋会出现破洞、撕口，母亲除做饭外，还会从早到晚在家里踏着缝纫机缝补面袋，挣些零钱贴补家用。为此家里买了台兄弟牌缝纫机，这台缝纫机除为一家老少缝补衣服外，还为面粉厂缝补了不少的面袋。

1957年初春的一天，要搬家了。父亲早早起床，母亲也早早叫醒哥儿仨，让他们把床上的被褥捆卷起来，不多的衣服用床单包裹起来，大件家具是可拆拼的，床板、条凳和一件老红木板柜，以及一张八仙饭桌和几个配套的方木凳。家里最值钱的就是那台缝纫机，还有就是一架老掉牙的座钟，接下来就是锅碗瓢盆，全部家当合到一起也不值几个钱。后来孩子们才知道，家里值钱的东西都放在那件老红木板柜下半部。那些都是父亲从学徒开始经手修过的青铜器纹饰、铭文拓片，有些是民国时流散到海外的国宝级青铜器的拓片，极为珍贵，还有一部分是碑帖。听父亲讲，他年轻时，每年夏天都会与几位师兄一道，背上一卷凉席，带个被单，到深山或荒郊古庙去拓碑帖，拓回来主要是放到古玩店去卖，珍贵的碑拓自己也会留下一些。板柜上半部放着全家换洗的衣物，下半部码放的就是一包包、一捆捆的拓片。平时找衣服，母亲总是叮咛不要动父亲的东西。可惜在"文化大革命"初期，父亲怕惹事，一把火将拓片全烧了。红木板柜则在20世纪70年代初以十几块的价钱卖给了骡马市路北的一家旧家具店。这都是后话。

把全部家当收拾停当后，父亲的两位师兄弟就来了。他们借了两驾马车，每人赶一驾。前面那驾车装满家具杂物，母亲带哥儿仨坐在后面那驾马车上，父亲则骑上自行车，车后架上捆着一个大包袱。这一次搬家搬到了新建的马连道机关宿舍。孩子们记得房后、院西都是菜地，种的大多是洋白菜、莴笋，秋天是大白菜。每次菜农们收完菜，用马车拉走后，母亲都会领着孩子们捡拾菜帮子，回家挑选好一些的剁碎蒸菜团子，老一些的喂鸡。

文熙告诉我们，姥爷在时，家中衣食无忧，姥姥在家也仅是做饭收拾家务。姥爷去世后，姥姥与他们同住。好强的姥姥不想给他们添负担，尽量自食其力。姥姥疼爱孩子们，白天帮着孩子们去周边菜地捡菜帮，剁碎喂鸡，晚上钉着孩子们洗脚睡觉。她还会在夏夜里给孩子们扇扇驱蚊，冬夜里给孩子们盖好被角。待孩子们入睡后，她又会在昏暗的灯光下给孩子们缝补衣服。西边菜地临马连道路东侧经常有工厂卡车堆倒的垃圾，姥姥也会捡些破铜烂铁，再到湾子供销社旁的废品回收站将它们卖掉，换些零钱或糖果给孩子们吃。姥姥那双勤劳的大手深深刻印在了孩子们的心上。母亲也继承了姥姥的遗传基因，她终生好强，从不向困难低头。

搬入大院不久，记不准是哪一天，孩子们发现父亲很晚还没有回来，母亲说吃饭不用等父亲了。直到睡下，蒙眬中才听见父亲回家开门的声音，但没有了熟悉的进门推自行车的声音。早上孩子们还没起床，他就又出门了，而且天天如此，只有星期天才能见到他。后来孩子们才知道他工作调动，辞去了粮食局干部工作，在师兄弟的盛邀下，与王德山一道去了中国历史博物馆，参与中国历史博物馆筹建展品的修复工作。父亲把公用自行车交还了原单位，每天早晚开始挤公交车。那时的公交车很少，车程也很短，从马连道到天安门要换几趟车才行，有时下班后还要学习、开会，如果赶不上换乘车，就要走回家。后来父亲调到北京市美术公司工作，关系没有留在中国历史博物馆，但他的几个师徒却调到了中国历史博物馆保管部铜器组，并在那里从事文物修复工作。师徒几个最初在市文物商店设于东琉璃厂的一个门市部工作，门市部后院就是他们修复文物的作坊。

1959年，父亲考虑上班不便，便又一次选择了换房搬家。搬家那天一大早，父亲叫来几辆平板三轮车搬东西，母亲带着孩子们坐上了去往新家的公交车。到了新家，看到原住户已将房子腾空，家具也已搬到路边。三轮车车夫将他们的家具直接搬入房内，又将原住户的家具装车运走。这次搬到了虎坊桥永安路至虎坊路之间的国家机关宿舍区。这次换房，虽然进了城，还住了楼房，但房子小了将近三分之一，以大换小，自然很顺利。住在这里父亲上下班近多了，但一家五口住一间房，再加上两个妹妹相继诞生，生活空间就更狭小了。

在这间屋里，一家人度过了三年困难时期。那时物资匮乏，一切要凭购物票供应。兄弟几个每天都要到还没建房子的光明日报社旧址的空地上排队买东西，通常都要等上几个小时，有时会白排，有时会幸运地等来拉菜的卡车，然后凭票买上几棵大帮少心白菜，有时干脆只能买上几斤带着泥沙的腌白菜。那年头也不知道是怎么了，连白菜都是只有大帮，没有菜心。买回家后，母亲先洗净泥沙，再用水泡去咸味，剁烂，给孩子们蒸棒子面菜团子吃。那几年，也多亏了老家二大伯的微薄接济。二大伯早年也在北京工作，听母亲说是一个单位食堂的厨师，后来不慎伤残，1956年辞职返乡。那三年，二大伯将生产队分给他的那份充当口粮的红薯、胡萝卜节省下来接济他们。他把红薯、胡萝卜蒸熟，切成片，晾晒成干，再寄过来，而且一寄就是大半面袋，那可是他数十天的口粮呀。红薯干、胡萝卜干像牛筋，吃着挺好吃，母亲不让当零食吃，她用水泡后煮在棒子面粥里当饭吃。就这样，这个七口之家度过了那段艰难的岁月。

1958年后，国家通过发行粮票、布票实行限购，每人每年就几尺布，连做身衣服都不够。在家里，一般年节前母亲都会给孩子们做衣服。通常的规矩是只给老大做，老大穿小了给老二，老二穿小了给老三，因此文珊总穿旧衣服。在学校同学们给他起了个外号叫"大褂"。那时候家家都这样，没什么丢人不丢人的。当时父亲整年就是一身劳动布的工作服，很少见他换过新衣服。为了省钱，母亲每次全买白色的被里布，然后把布放在有蓝色或黑色染料的大锅里煮，染成蓝布或黑布，再给孩子们做衣服。每年儿童节或学校有重大活动，要求穿白衬衣、蓝裤子时，同学们都会穿上洁白的衬衣，而母亲只能用被里布给孩子们做白衬衣，她说这种布结实耐穿，越洗越白。

1960年，全家又搬到潘家胡同一个大杂院里，在狭小的北屋住了几年，文忠、文进也相继出生。家中每天晚饭后，孩子们便抢饭桌做作业，之后搭板子接床，几乎搭满全屋子。9口人睡的床铺一旦铺开，脚下基本上就没有过道了。每天睡前母亲还要做的一件事，就是给父亲和读书的孩子们备好第二天的午饭。每人一个铝饭盒，里面装上俩窝头和一些咸菜。门前房檐下有个大菜缸，一年四季腌咸菜，主要是红、白萝卜和大白菜。

课余时间，文超、文熙、文珊哥儿仨经常到父亲工作的地方。每次去看父亲的师兄弟干活，哥儿仨都特别感兴趣，尤其是在院中看他们铸铜、补配件、熔化铜水，还会搭把手拉风箱，呼啦啦觉得挺好玩。有时哥儿仨看他们焊活儿，围着一个煤火炉，将多个铜烙铁刃口朝外架在炉口，烧热一把用一把，待烙铁温度低了，就架到炉口重烧，然后另换一把烧热的用。现在看来，他们当年凭借着这些土得掉渣的传统工艺和简陋的工作环境，练就一手绝活儿，真的不可思议。当年哥儿仨虽未动手，却从中看出很多门道，为之后走上文物修复之路打下了基础。

20世纪60年代中期，是最困难的几年。父亲有时会拿点儿活儿回家干副业。母亲也会趁着空隙时间干点儿杂活儿，以微薄的收入补贴家用。初时父亲拿回来的是供出口的仿商周古铜器铸好的铜坯，要求用钢锉锉掉一层，再用砂纸抛光。当时下午放学到家，哥儿仨先帮母亲干，母亲好腾出手去做晚饭。这类铜活儿干的时间不长，父亲又带母亲去北京特艺公司的一个加工部培训铁艺散件的加工工艺。每天放学后，哥儿仨也会帮着母亲做些铁艺件。父亲每次取回材料和要加工的样板，哥儿仨都用铁剪子剪，再对着样板用钳子弯，干一会儿手就酸得一点劲儿都没有了。时间不长，他们仅干了几批活儿，人家业务饱和了，也就再也没活儿干了。

"文化大革命"期间，学校停课，无事可做，老大、老

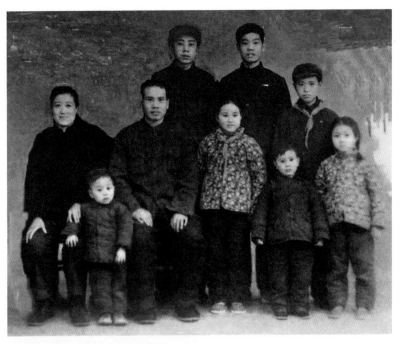

20世纪60年代贾氏之家的全家福

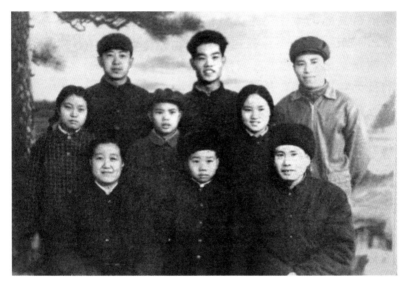

20世纪70年代贾氏之家的全家福

二便每天随父亲上下班。这期间，他们学会了石膏模具、搪塑模具、乳胶模具、电解铜模具的制作，为之后走上文物修复这条路奠定了基础。

　　文超和文熙初中毕业后，眼看着就业无望，父亲80元的工资很难维持9口人的生活，于是文超和文熙早早远走他乡，自己养活自己。两人远离了有母亲呵护的家，孤身漂泊在外，过了很长一段时间的艰苦生活，也从此改变了他们的人生命运。

直到20世纪80年代初，家里才结束了南城的胡同生活，搬到了东北二环边上北京市美术公司刚刚建成的一套福利房。这套福利房位于和平里南口附近的砖角楼南里，大小约50平方米。住进不久，父亲说母亲住楼房后，常年住阴潮平房落下的老寒腿也好了。由小平房换成了楼房，又有了独立的厨房、卫生间，虽然都很小，但这多少让为中国文物修复事业奋斗了一生的父母得到些慰藉。

晚年的母亲，儿女都已成家立业，但她并没有享受一天的清福，她精心伺候了10年卧病在床的父亲。在这10年中，只要有空余时间，她还会干些副业补贴家用，如做仿古铜复制品。母亲除了铸造、刻活儿，一般的工序全会，早年看着父亲干活她就学会了，加上20世纪60年代干过副业，不用专门给她讲怎么干，就能无师自通。母亲在对打磨铸好的复制品的铜坯或是复制品进行化学做旧时，是没有一点儿防护措施的，她忍受着一般人无法忍受的刺鼻的气味，这一切常常令孩子们汗颜。

母亲虽然只是一位平凡的女性，但她终生以坚忍的毅力，支撑、维系着这个家族的点点滴滴。父母虽没给孩子们

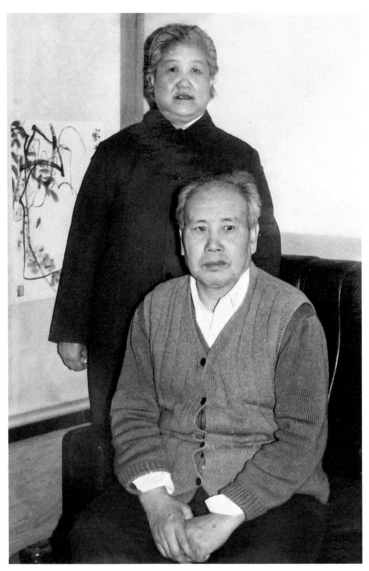

晚年的贾玉波、王翠云夫妇

留下什么物质遗产，但父亲将技术传授给了孩子们，母亲在逆境中求生存、在困难面前不低头的坚忍性格也深深影响着孩子们，并成为孩子们最大的财富。

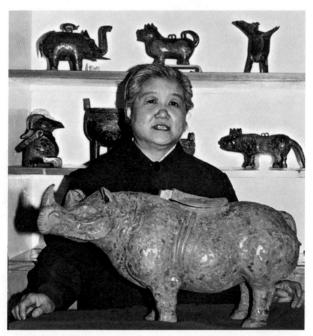

王翠云参与复制的青铜器

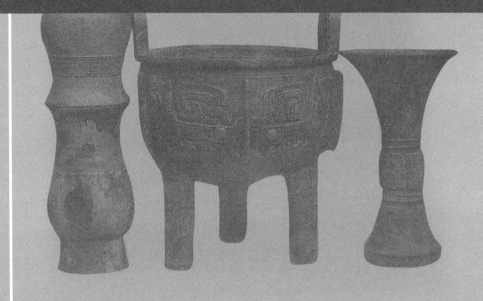

10

贾文超的青铜恋

北京来的"小工"

1968年的一天，河北保定一家工艺厂来了名从北京来的小工，他被分配到了铜器技术组，从事与铜器翻模相关的工作。小伙初来乍到话并不多，但干起活儿着实卖命。当时的工作环境异常艰苦，但他还是咬着牙坚持了一年半。就是这样一个当初毫不起眼的小工，最后成为我国知名的青铜器修复专家、故宫博物院副研究员，他就是贾文超。

贾文超从小受父亲贾玉波影响，耳濡目染，上小学时就学会了简单的铜器翻模、复制技术。但当时想跟父亲一样进博物馆从事文物修复工作非常难，再加上弟弟妹妹相继出生，家庭负担太重，仅靠父亲一人的工资难以维持生计，作为长子的贾文超和老二贾文熙义无反顾地担起了父亲肩上的重担，分别前往河北、陕西。

贾文超的工作可谓一波三折，起初靠着父亲朋友的介绍，在河北的一家工艺厂工作，后又到建筑公司泥工队工作。建筑公司泥工队的工作并不轻松，他干的都是体力活儿，而且起早贪黑。两年之后，一家砖瓦厂人手不够，要从建筑公司抽调些人手，刚好他被抽中。到了砖瓦厂之后，贾文超的工作和生活同样没有任何变化，还是同样的体力劳动，只是换了个地方而已。不过，这样的日子就快结束了。

命运的转机

命运总是在不经意间给你一次打击或者是一次机遇。在砖瓦厂熬过两年之后，贾文超的人生迎来了第一次转机。

这个故事得以开始，多亏了林福全、林振凯、林来喜三兄弟，林福全、林振凯是与贾文超一起从砖瓦厂调到保定预制构件厂的同事，他们哥儿俩平时对贾文超多有照顾，而贾文超能够回京也是因为他们。

事情是这样的。一天林福全问贾文超愿不愿意回京，他说他有个堂兄林来喜原在北京当铁道兵，复员之后去了北京园林局修建处，但家人都在保定，为了更好地照顾家人，想找个人对调一下。贾文超欣然应允。"当时给我乐得跟什么似的，我说行行行，立马就同意了。"随即，他将这个消息告诉了单位领导，领导也欣然应允。后又经林振凯的帮忙，贾文超终于顺利回京。

1974年初，贾文超回到了北京。他去了北京市园林局当砖瓦工，就这样一直干到了1978年。这一年命运的又一个转机到来了。可以说，这次转机决定了他此后的人生走向。一次偶然的机会，贾文超得以和故宫博物院工程队的一个架子工对调单位，他终于进入了梦寐以求的故宫博物院。

到了故宫博物院，他在工程队干了两年。有一天，父亲突然问他想不想试一试文物修复的工作，当时国家需要这方面的人才，并给他推荐了王文昶和耿宝昌两位先生。这两位先生都是中国文物修复鉴定方面的大家，他们同意推荐贾文超到故宫文物修复厂去试用。但当时工程处的领导不同意这一推荐，最后耿宝昌亲自去和当时故宫博物院的领导杨伯达先生沟通，最终征得了杨伯达先生的同意，让贾文超在故宫文物修复厂试用3个月。1981年4月10日，这一天对贾文超来说异常耀眼，因为这是他和故宫文物修复终生牵绊的开端，他永远不会忘记那天早上他跟着赵振茂先生学习的样子。从那之后，他埋头苦干，由于手艺娴熟，得到了大伙儿的一致称赞，试用期3个月还没到，就提前得到了转正的机会。从此，他不但成了故宫博物院文物修复厂的一员，还拜了赵振茂先生为师。

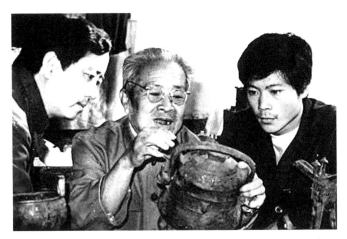

左起分别为：贾文超、赵振茂、王有亮

"收徒"逸闻

在传道授业方面，贾文超毫不保留，凡是他去修过文物的地方，当地的文保单位都会请他讲学。除此之外，中国文物修复学会文物修复专业委员会开设培训班，贾文超也会莅临会议，为年轻人传道、授业、解惑。他说："传授技术不能保守，不然你永远当不了师傅。"无论何时，只要是虚心求教、真心想学，他都倾囊相授。无论是写书信的、打电话的，还是登门拜访的，贾文超都会毫无保留地将自己的所学传授给他们。

在这些学习者之中，有一个比较特殊的，贾文超将其称为"既是师徒又是兄弟"的人，他的名字叫毕思良。1983年，本在淄博市文物考古队的毕思良只身来到故宫，想改行学习青铜器修复技艺。他在文物修复厂待了两个星期，虽说没学到多少技术，但在两个星期的相处中，不但认识了贾文超，还挺聊得来。但作为师父的赵振茂比较严厉，没有马上答应毕思良的请求。

直到有一天，都上午9点了，还不见毕思良到来。贾文超便问师父为什么毕思良还没来，师父也没有回答。贾文超实在是不放心，于是向师父打过招呼之后，便骑了个单车到毕思良所住旅馆寻他，却见他正在收拾东西。毕思良看到贾文超很纳闷，便说："我买好了车票，准备今晚回家。"这下贾文超更纳闷了。毕思良解释道："厂长不让我学了，没办法。"他的眼里流露着失望和无奈。虽然贾文超听了也挺替他惋惜，但一时也没有办法，可是心里一直惦记着这事。

幸运的是，中午吃完饭在厂门口散步的时候，贾文超碰到了故宫博物院的杨伯达院长。正好杨院长想知道毕思良最近的学习情况。贾文超把实情告诉了他。院长当时也没说什么就走了。但在下午上班后，厂长突然走进工作室，低头与赵振茂小声说了几句，然后走到贾文超跟前，让他赶快去找毕思良，让他退了票继续学习，还说杨院长交代让贾文超教他青铜修复技术。就这样，毕思良留了下来，还成了贾文超的"徒弟"。

接下来的几个月，贾文超带领着毕思良学习文物修复知识和技艺。在贾文超寻思着怎么讲解其中的技巧时，恰巧得知毕思良来的时候带来几件残损文物，于是贾文超决定采用"在干中学"的方法来教授。从西汉银盘开始，贾文超一边示范一边讲解修复过程中的注意事项，然后让毕思良自己动手。经过3天的努力，毕思良就把变了形的银盘修复好了，最后还得到了赵振茂的夸奖。接下来，他们把毕思良带来的其他几件铜器一一修好。毕思良学得非常认真，掌握得也比较快，不到半年的时间就已经学了个八九不离十。

毕思良掌握了基础步骤之后，贾文超又教他翻模、复制技术，那时他已把带来的器物全部修复完成。贾文超又找了几件复制品教他怎么复制青铜器。就这样，经过近一年的学习，毕思良已经能够独立地进行文物的修复和复制了。

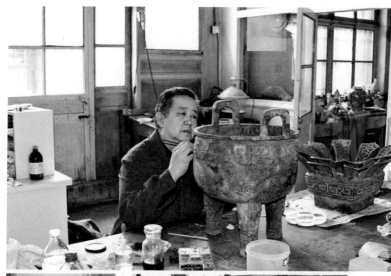

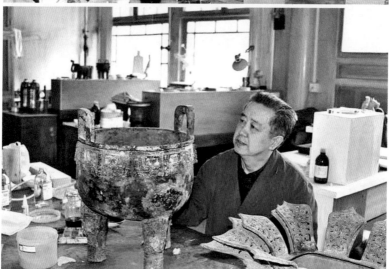

贾文超修复商代铜鼎

在毕思良离开之前，贾文超建议他拜赵振茂为师。毕思良听后有些忐忑，害怕老师拒绝。但贾文超还是劝他尝试一下，并让他提前买好一瓶二锅头，准备些下酒小菜和花生米，第二天上班时一起带去。第二天，贾文超带着毕思良一道来到赵振茂家，并说明来意。两人怀着忐忑的心情等待着赵振茂的答复，没想到他迟疑了一会儿竟然同意了，这让他俩有点喜出望外。

从此以后，贾文超的"徒弟"也变成了赵振茂的徒弟，再后来他俩干脆直接以兄弟相称了。毕思良回去后，开始在当地的博物馆修复青铜古器，经过不断的努力，在当地也成了小有名气的人物。毕思良退休后，他的二儿子接了他的班，继续传承着这项古老的技艺。

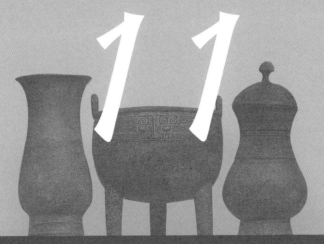

11

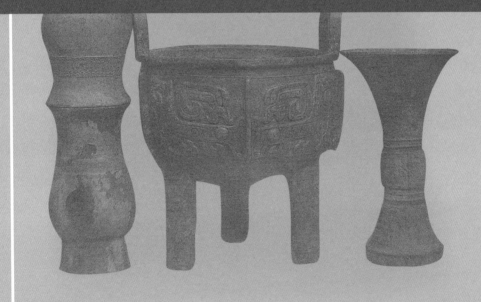

贾文超文物修复二三事

2019年5月24日，北京已经进入初夏，故宫西华门外一片寂静，偶有零星的工作人员出入。我们一大早便来到故宫西华门外，等待贾文超老师带领我们去参观他曾工作过的地方。在门口登记后，贾老师便带领我们进了西华门。偌大的故宫对于贾老师来说可谓轻车熟路。没有游人的故宫安静又空旷，走在前面的贾老师不时地停下脚步向我们介绍。

他的工作室在一排红色平房中间，而这里现在是故宫的"文物医院"，门前挂着"故宫文物医院""文保科技部"的牌子。即使已经退休，贾文超老师对这里的一切仍然烂熟于心，曾经修过的文物，故宫里的建筑、道路，甚至一砖一瓦，都是他几十年修复生涯的见证。在他的带领下，我们在故宫的金顶红墙下穿梭，慨叹它的华丽与煊赫，也深深被它蕴含的历史和文化意蕴折服。一路上都有贾文超修复过的文物：道路两旁的路灯、宫殿的大门、大铜缸……贾文超老师如数家珍。在几十年的岁月中，贾文超修复文物无数，故宫东南角楼鎏金宝顶、大洋洲青铜卧虎柱足大方鼎、伏鸟双尾青铜虎等都是令他印象深刻，值得记上一笔的。

宝顶鎏金记

故宫角楼是故宫4个角上的建筑，分别位于东南、东北、西南、西北的4个角上。角楼小巧玲珑，造型别致，兼美观与实用于一体。传说当初在建造角楼时，朱棣命令管理施工的大臣在紫禁城4个城角的位置建4座"九梁十八柱七十二条脊"的角楼，限期3个月。工匠们百思不得其解，因为谁也没有见过"九梁十八柱七十二条脊"的建筑是什么样子，这可难坏了施工的师傅们。眼看一个月过去了，工匠们仍然毫无头绪。这一天，有位木匠在街上看到一个老头儿挑着大大小小的蝈蝈笼子沿街叫卖，蝈蝈笼子编得异常精致，于是他将蝈蝈笼子买了下来，带回去一数，发现这个蝈蝈笼子恰巧就是"九梁十八柱七十二条脊"，于是工匠们就按着蝈蝈笼子的样子建造了角楼。

几百年过去了，当初安置在东南角楼上的鎏金宝顶，因风吹日晒、雪雨侵蚀，如今早已黯然失色，有些铜胎已经裸露，局部锈蚀也相当严重，如果不进行及时修复、重新镀金，就会影响到宝顶的美观和安全。

1982年，刚进故宫不久的贾文超接到一个任务——由他的师父赵振茂带领着他们几个师兄弟一起，对故宫东南角楼的宝顶进行修复并鎏金。当时一起鎏金的人并不多，共7人。"赵师傅带着我们3个徒弟，另外还找了3个帮忙的。"就这样他们开始了对宝顶鎏金。这件宝顶重500多斤，高2.3米，最大直径为1.2米，为它镀金的困难可想而知。据贾文超回忆，当时光纯金就用了1000克，而且由于条件限制，他们只能用传统的鎏金技艺，简言之就是将汞和金按一定比例合成金汞剂，并把它涂在铜器表面，然后加热使汞蒸发，从而将金留在器物表面。

这件宝顶经清洗、补残、修复、抛光、煞金、制作金泥、涂抹金泥、火镀金、压光等一系列工序，最终恢复了往日的光彩。通过传统鎏金工艺鎏出来的器物颜色纯正、光泽度高、保存时间长，不但能使器物重新焕发光彩，还能防止铜器氧化。但这项技术除会污染环境外还有一个致命缺点，那就是容易引起汞中毒。不幸的是，贾文超他们也因汞中毒而去医院疗养了3个月。"那时候住在医院天天打针排毒。"说起这段往事，贾文超很平静，没有我们想象中的那么痛苦，几十年过去了，好像一切早已云淡风轻，但个中酸楚只有经历过的人才能体会。

传统鎏金技艺因其具有较大的危害性，现已被国家禁用。在经历了千年传承之后，这项技艺已走入末代，博物馆也已经弃用了这项技术。"现在不让干了，中毒太厉害，对环保也有影响。"取而代之的是电镀，这种新方法比传统方法要安全些。"传统鎏金技术现在已经失传，故宫也就用了那一回，现在早已改成电镀。"2004年，故宫对钦安殿宝顶进行修复并重新鎏金时所采用的就是新式电镀技术。贾文超负责技术指导、监工和验收。当被问到用电镀方法鎏金的宝顶能否达到传统鎏金效果时，贾文超答道："当时我也怀疑过这种新型的电镀技术，但过了几个月之后我过去看了看，电镀的效果还是不错的。这种新技术主要是无毒，汞中毒对人的危害太大了。"

时光荏苒，东南角楼宝顶的修复、鎏金已经过去40年了，钦安殿宝顶鎏金也有18年了。虽然几十年的光阴过去了，但东南角楼宝顶却辉煌依旧，静静地散发着岁月的光芒。

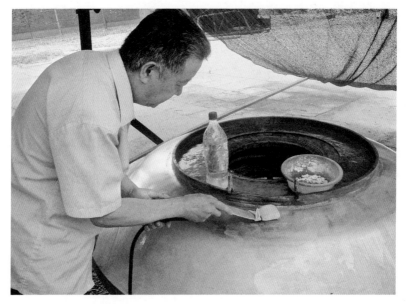

贾文超给钦安殿宝顶鎏金

青铜卧虎柱足大方鼎还原记

1989年9月20日，江西大洋洲乡程家村的千余名村民为维护赣江大堤正在沙丘取土，突然只听"当"的一声，沙丘中央被砸出一个洞，眼前的平静瞬间被打破，像是预感有尘封千年的秘密即将被揭开一样，大家蜂拥而至，一件青铜鼎出现在了众人面前。程家村发现宝贝的消息很快就传开了，各级文化部门相继派人赶到现场，并成立新干县大洋洲考古发掘队，由江西省文物考古研究所和江西省新干县博物馆共同进行抢救性发掘。该墓的发现可谓震惊了当时的考古界，成为"改写江南文明史"的一把钥匙。自古认为"商文化不过长江"，但大洋洲商代大墓的发掘，再一次否定了这一说法。

大部分专家认为这里出土的青铜器既受到中原商文化的影响和浸润，也表现出浓厚的地方风格。国家文物局非常重视此次考古发掘，指派故宫博物院、中国文物研究所、上海博物馆、中国农业博物馆等单位有经验的专家协助参与发掘和修复工作。于是，贾文超和另外两名同志王五胜、吕团结受故宫委派参与了出土青铜器的修复工作。贾文超在这里待了两个多月，修复珍贵文物10余件，其中最有代表性的两件器物就是青铜卧虎柱足大方鼎和伏鸟双尾青铜虎。

该墓共出土青铜器480多件，其中鼎31件，青铜卧虎柱足大方鼎是其中最大的一个。这件方鼎高97厘米，长58厘米，宽50厘米，腿足长26厘米，重49.2千克，装饰华丽，四角和足上均饰扉棱，器身四面上方饰有兽面纹，腹部左右两侧和下侧有排列规整的乳钉纹，足上饰有浮雕式羊角兽面纹，其特别之处还在于圆拱形外槽式立耳上各伏一卧虎，虎长20厘米，高7厘米，宽5厘米。卧虎造型奇特，纹饰清晰。这种虎的装饰为新干县大洋洲独有。由于该鼎长期埋在水分较重的沙土中，锈蚀较多，出土时变形严重，四角开裂。当时许多专家看后都表示修好不易，甚至有专家断言，修复此鼎至少需要半年时间。虽深知这次修鼎任务艰巨而繁重，但贾文超和其他两位同志还是接下了这项艰巨任务。

他们先用蒸馏水浸泡残鼎对其进行清洗，去掉铜器表面的泥沙，显露出纹饰，然后用化学去锈的方式去除机械无法去除的部分。接下来到了青铜器修复的关键一步——整形，可以说这一步关系到能否将残鼎恢复到原状。由于鼎身变形严重，且铜胎较厚，弹性很好，传统的棍支、绳捆、锤击等方法均不奏效，经反复研究，最后他们决定采用千斤顶顶压的方式调整变形部位。在既要保证文物少受损，又要使文物还原的前提下，利用千斤顶在变形处施加压力，不施加压力的地方用硬木条顶实，经过数十次的顶压调整，终于恢复了该鼎的原状。为更持久地保持原貌，他们第五天才撤下千斤顶。接下来是对残缺部分的焊接、补配，有纹饰的部分还需要找到相似的纹饰翻模复制，与原器纹饰对接焊牢之后，再对其进行錾刻，尽量做到与原器物一致。据贾文超描述，"鼎的四沿是修复的关键，如果只是用锡焊接的话，不利于文物的陈列、保管和迁移，所以采用银锭扣的方法对接焊实。因四沿均已断裂，共采用了4处银锭扣。这样既恢复了原状，又很结实"。最后是大方鼎的腿部，其中有一条腿变形严重，先把它锯下来进行整形，然后在空腿处做铜板芯子，用铆钉铆实再把它焊到鼎上。

以上修复程序完成之后，还需要最后一个不可缺少的步骤——做旧。做旧也叫"做锈"，即用各种颜料调和成青铜器出土时的颜色，以展现铜器腐蚀生锈的效果。他们三人经过一个月的精心修复，采用传统修复技术与现代科技相结合的方法，终将这件大方鼎修复完成。

伏鸟双尾青铜虎修复记

伏鸟双尾青铜虎也是新干县大洋洲出土的代表性文物之一。在新干县出土的青铜器中，有关虎的造型和纹饰尤为丰富，好几件铜鼎立耳上均有虎形装饰。不同的是，伏鸟双尾青铜虎造型独特，装饰华丽，是单独出现的一只。据有关专家推测，虎可能是墓主家族的图腾崇拜物，或与其家族历史及传说有一定关系。这件双尾青铜虎虎体通长53.5厘米，宽13厘米，高25.5厘米，重6.2千克，是同期出土青铜虎中体量最大的一只，号称"虎王"。它内腔中空，头微昂，大口张开，露齿，半圆形鼻，双耳竖立，背脊突出，后有双尾，且尾部上卷，背上伏有一小鸟，尖喙圆眼，整个虎体呈欲跃状。虎身装饰华丽，花纹遍布。

修复这只青铜虎时，贾文超就直言要"使其再现当年的风采"，难度是很大的。因为它经过多年的埋藏，腐蚀严重，导致铜性不佳，稍不注意就会弄碎。说修复难，难就难在既要对变形的碎片进行整形，又要还原器物本来固有的面貌，还得使器物受到的伤害最小。这就要求他们的一切操作都必须小心谨慎，不能有丝毫马虎。通过细心的拼接、焊粘，他们首先对虎的整体进行了还原，接着就是对残缺部分进行翻模补配，补配之后还得结合原有纹饰雕刻出符合原器物风格的纹饰。整体完成之后，还要对老虎的尾巴和牙齿进行修整。老虎的双尾出土时只有右边的尾巴是完整的，左边的已经残缺。当时贾文超对照右尾，翻铸了左尾，并在翻铸的虎尾上雕刻出相应的纹饰，最后焊接到老虎的左尾处。至于牙齿部分，左边的牙齿残缺，右边的完好，他用了相同的方法铸出了左牙并补了上去。说到这里，还有一件趣事不得不提。据彭适凡先生讲述，当年左边缺失的獠牙，可能是当地群众在哄抢文物时抢走的，后来这颗獠牙竟然到了南昌的一位收藏家手里。2012年，这位收藏家将这颗"虎牙"捐给了江西省博物馆，就这样，缺失了20多年的"虎牙"又重新回到了青铜虎的身上。

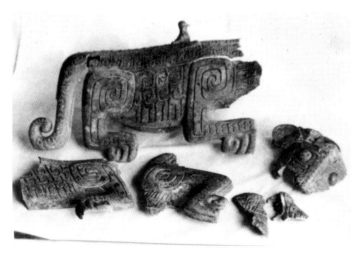

修复前的伏鸟双尾青铜虎

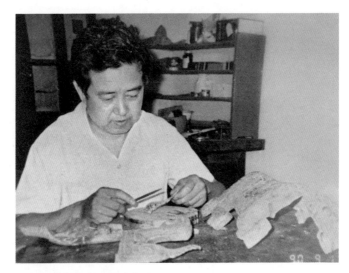

贾文超修复伏鸟双尾青铜虎

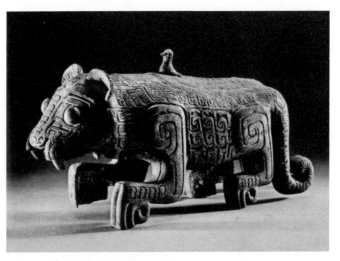

修复后的伏鸟双尾青铜虎

楚墓青铜升鼎修复记

郭庄楚墓是继新郑郑公大墓、三门峡虢国大墓、淅川下寺楚墓之后的又一次重大考古发现。在这次抢救性发掘中，出土了大批国宝级文物，其中不乏纹饰精美的青铜礼乐器，而升鼎就是其中之一。郭庄楚墓是著名的积石积沙墓，青铜升鼎就是在这样的环境中埋藏了2000多年。虽然严密的防盗系统使它没有落入盗墓贼手中，但也注定了它出土时损毁严重的命运。因为一旦打开墓室，就会有大量流沙、石头砸落，作为陪葬品的升鼎很难不被破坏。

据贾文超回忆，这几件升鼎出土时是被锈蚀和泥沙包裹着，破碎的破碎，变形的变形，更有甚者变形得已经看不出原形，光是碎片就有100多块，且其中的一些碎片也是残缺不全，有的甚至已经变成残渣，修复难度可想而知。5件升鼎大家各自认领，有一人修复一件的，也有几人共同修复一件的，而贾文超则是一个人修复了一件全鼎。

对升鼎进行修复是一项非常繁难的工作。在修复中不能有丝毫马虎。贾文超坦言这是他修复生涯中的一大挑战，也是在他修复过的器物里花费时间和精力最多的一件。他告诉

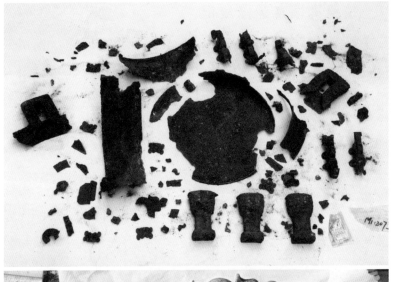

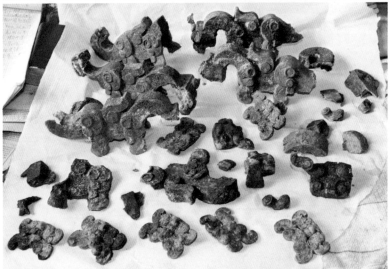

修复前的升鼎

我们，当时"拼就拼了接近俩月，一点儿一点儿地拼，一点儿一点儿地琢磨，拼的时候还得有人在旁边扶着，整个鼎修完花了整整一年时间"。

通过一年的努力，该鼎的修复工作圆满完成。修复后的升鼎高52.8厘米，长71.7厘米，直径51.5厘米，重114.5斤。

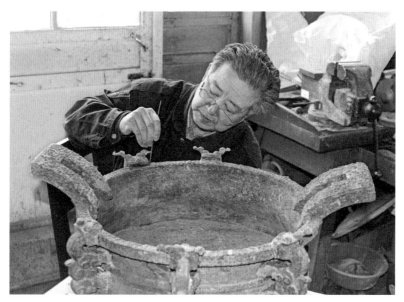

贾文超修复升鼎

贾文超在故宫兢兢业业工作了31年。退休之后的贾文超又被单位返聘两年。当被问及一生修复了多少文物时，贾文

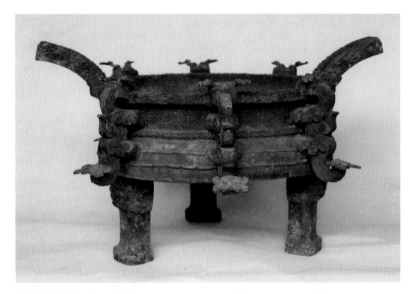

修复后的升鼎

超说他也记不清了。但有一点可以肯定的是，凡经过他手修复的文物，从出土时的零星碎片，到最后修整复原成形，都会变得光彩照人。纵使时光流逝，人们的记忆渐渐模糊，曾经修过的文物上也没留下过他的姓名，但修复过的文物却依然在时间之河中闪耀着夺目的光芒。🐘

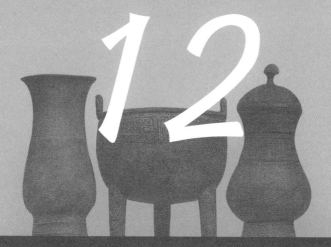

12

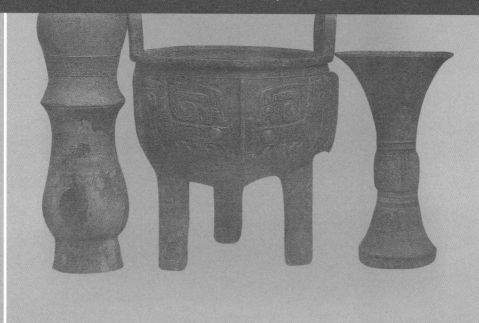

贾文熙的青铜梦

1月的北京干燥又寒冷，出乎意料的是去采访贾文熙老师的那天，天气回暖，很适宜出门。初见贾文熙，他身穿黑色的羽绒服，搭配上灰色的围巾，再加上他高高的鼻梁上架着的那副黑框眼镜，给人的感觉是朴素却不失儒雅的。在采访中，我们能感觉到贾文熙老师非常健谈，记忆力也非常好，而且保持着一颗年轻的心。这位年近七旬的老人，其超前的思想有时甚至比现在的年轻人都有过之而无不及。

兴趣的萌芽

谈起自己的从业经历，贾文熙回忆起了自己的童年。他的童年，绝大多数时间都是在博物馆度过的。自上小学开始，他只要一有时间，就会跑到父亲工作的博物馆，看父亲和他的师兄弟们干活。"我礼拜五礼拜六放学后，就会跑到刚建成的几个博物馆去玩，那时的作业没现在多，反正有空儿我就会钻到我爸那儿去玩。"即使是现在，贾文熙依然能回想起当时父亲工作的场景，印象非常深刻。也是从那时起，他开始对青铜修复产生兴趣，并萌生了学习文物修复的想法。

老手艺的震撼

直到今天，回忆起当时的场景，贾文熙仍然记忆犹新。而最让贾文熙印象深刻的，就是老前辈们精湛的技艺。在没有现代化设备的条件下，老前辈们仅仅凭借着简单的器具和双手，就能将无数块碎片还原成最初的样子，令人敬佩。那时候，他们用的工具都是老物件，并且很多工具都是自己做的。"我都觉得不可思议，那时候他们就靠着拉风箱化铜，完全是纯手工的，说白了，就是几个老家伙用最传统的手工技术，把一批国宝级的东西复制了下来。"

展出时，贾文熙去国博看了老前辈们复制的文物，不由得感叹："四羊方尊、虢季子白盘，我都觉得不可思议，这几个老前辈是怎么把它们做出来的？"他深深地被前辈们精湛的技艺折服。即使现在，从贾文熙的回忆中我们仍能感受到这些老手艺的魅力。或许，这就是它们能够千年不衰的原因吧？在日益现代化但很多优秀传统正在快速消失的今天，我们实施传统工艺振兴计划、开展非物质文化遗产保护工作，不就是为了将这些传统的、优秀的技艺传承给下一代吗？

传统技艺何去何从

但是，传统技艺的传承并非一帆风顺。这里面既有历史的因素，也有传统工艺自身的局限。对于应该怎样去看待传统技艺传承这个问题，贾文熙有自己的看法。他给我们讲了一个传统鎏金技艺的例子。贾文熙说，传统鎏金技艺的起源虽然没有确切的文字记录，但从出土文物看，至少在战国时期中国人就已经掌握了这门技术。如果从战国算起，传统鎏金技艺到贾玉波先生这一代，已经经过了2000多年的历史。然而到了他们这一代，这项曾经在中国青铜史上留下过浓墨重彩的鎏金技艺，似乎也走到了历史的尽头，原因是"中国传统鎏金技术的毒性太大"。同时他还透露，做这一项危害生命健康的工作，国家补贴太少，当时他的父辈们做文物鎏金只有几块钱的毒品补贴，行话叫"肉补"。这一补贴标准一直沿用到了现在，就连相关的法律文件也没有更新。

据贾文熙回忆，当时他父亲工作一段时间后，就会去北戴河疗养一段时间，可以说当时他们那一代是心甘情愿冒着生命危险去做这项工作的。到了贾文熙这代，鎏金已经改用无毒原料，但是，无毒的远远达不到传统鎏金的效果。除了颜色不正之外，总体效果也没有传统的好。他又补充说："现代复制技艺很难达到以前的程度，传统鎏金工艺不应失传，但没法继承，没法延续，现在的文博界基本上已经不用传统鎏金技艺了。"贾文熙的语气中，多少带着些遗憾与无奈。

他还讲到传统青铜工艺里面的另一项出色技能，那就是错金银。"可以毫不夸张地说，五千年青铜文化中，最出彩的就是错金银。"精湛的错金银比头发丝还细，异常华美。然而，如何让这些优秀的传统技艺更好地传承下去，却是一道难题。

"让文物活起来"

已近古稀之年的贾文熙思想并不古板，他想用自己的方式将家族传承的故事记录并展现给大众。他亲自创作剧本，想要将家族故事以微电影的方式呈现出来，并命名为《青铜演义　修复传奇》。剧本主要以"古铜张派"的传承为主线，追根溯源，从"古铜张派"的祖师爷"歪嘴于"说起，逐个引出每一代的代表性传承人，再穿插进他们的故事。目前这个剧本已经创作出了5集，甚至连主角都找好了。"我跟我弟（贾文忠）说想拍一个微电影系列，这个可拍的就多了，到时候让他儿子（贾树）当主角去。"贾文熙略带笑意地说。但在多方接洽投资商的过程中，却遭到无情的拒绝，贾文熙的创作热情也受到了打击，剧本创作被搁浅。贾文熙自嘲道："我就跟祥林嫂似的，见谁就说，但没人搭理我。"

在那之前，他还提出并策划了一个《青铜侠》的动漫剧本方案，这个故事最终由王勇教授和贾文熙共同创作完成。《青铜侠》的动漫剧本在更广阔的历史背景下，探讨了青铜器的起源，并将青铜器产生的历史背景呈现出来，回答青铜器从哪里来，又到哪里去。目前52集的剧本已全部完成，但遗憾的是，《青铜侠》这一名称已被一家演艺公司注册了商标，同时，由于在找投资方的途中四处碰壁，拍摄计划因此夭折。即使这样，贾文熙对文物修复的热爱仍一如既往。他曾说："我想把记忆里的东西再现一下，因为现在已经基本上看不到了，相当于失传。"他执着地要将他记忆里的东西记录下来，带我们穿越时空，去探寻当时的历史场景，追忆那些创造了辉煌历史的前辈。从以往的情况看，似乎纪录片是文物修复行业的独宠，但事实上文物修复行业不只可以拍摄纪录片，在电影、电视剧创作、改编方面也大有发挥空间。

在微电影、动漫剧拍摄受挫之后，贾文熙又将重心放到了另外一件大事上，那就是联合相关人士设立文化艺术基金，旨在表彰对共和国文物修复事业有卓越贡献的老前辈。他谈到目前文物修复行业不太景气，还有一批年近古稀的还能干点事的前辈。他们拥有精湛的技艺，但却一辈子默默无闻。我们不能让这些优秀的老前辈被埋没了！目前，这件事倒是已经有了眉目，希望能在不久之后促成这件事。他之所以想要设立文化艺术基金，除了表彰，更重要的是对传统修复技艺的传承。"从'古铜张派'第三代，也就是我父亲他们那一代，再到我们这一代，所接触的多是传统修复技艺，而到了第五代，他们接触的是现代理念。在实践过程中，他们会将新的理念和技术，带到文物修复之中，这是历史向前发展的必然，也应该是这样。但我们更多的是想把传统的、老一辈留下来的东西保存下来并弘扬下去。"贾文熙老师突然笑着对我们说，"你们现在做的事情，刚好和我们不谋而合了。"

修复铜器从瓷器开始

走上工作岗位的贾文熙，一开始并没有接触青铜器的修复，而是到西安热工仪表厂做了一名模具钳工。这期间，他做过古建测绘，也修复过大雁塔，随后才到了西安市文物保护考古所（现为西安市文物保护考古研究院）从事文物修复工作。走上工作岗位的贾文熙，最先修复的也不是铜器，而是瓷器。据贾文熙回忆，那是1981年的某一天，一个员工下班时忘了关窗，书柜上的一个大瓷瓶被风吹落下来，刚好砸在了下面的一个绣墩上。当时领导怕出事，赶紧把瓷瓶拿给贾文熙来修，并告诉他不要声张。这也是贾文熙第一次修瓷瓶。凭借着小时候打下的基础和自身灵性，他很快便修复好了这件清代瓷器。当时，他是用修复铜器的技艺修复了这件瓷器。要知道瓷器裂口与铜器裂口不一样，铜器用胶粘过能做到严丝合缝，而瓷器如果一直用胶粘就会出现最后一块合不上的情况。当时他没有经验，其他部分已经修复完成，但最后一块就是合不上。这时他犯了难。最后，他决定给父亲打电话。父亲说这只能在瓷瓶里打一坡口，然后用其他瓷片贴上。这样一来，修复痕迹就不会留在瓷器表面，瓷片面上也看不出修补过的痕迹。那时贾文熙才知道父亲不仅会修铜器，而且会修很多东西，修的东西多了，自然就能融会贯通。他知道父亲是个很容易接受新事物的人，几十年的修复经验，再加上自身的能力，修复起文物来自然游

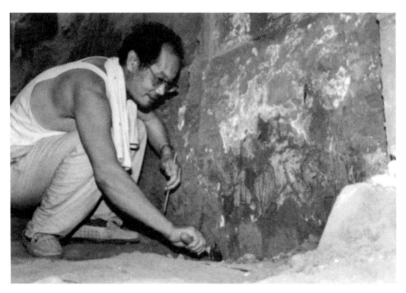

贾文熙发掘清理墓葬

刃有余。

从小时候看父亲干活，到自己动手翻模、做旧、刻花纹、修复文物，再到后来复制秦陵铜车马、参与出土文物的抢救性修复等工作，贾文熙的每一次进步都离不开小时候父亲为他打下的基础。

牵挂一生的文物修复缘

2002年，贾文熙从西安市文物保护考古研究院内退后返回北京，结束了在西安的修复生涯。2003年7月"非典"刚过，贾文熙被聘为首都博物馆技术部专家组成员，并应邀参与了新首博文物展陈品修复工作，从此，贾文熙留在了首都博物馆，到现在已经有19个年头了。他坦言这期间的头10年是他终生难忘的、修复经历最丰富的10年。金银器、青铜器、铁器、铅锡器、金铜佛像、木雕、石雕、砖瓦、骨牙器、宝玉石器等各种门类的文物，他都接触或修复过。贾文熙还记得当年接手的第一批器物是平谷刘家河商墓和房山琉璃河西周墓地出土的近30件商周青铜器，一、二级品各有一部分，而其中最重要的就是现藏于首都博物馆并被视为镇馆之宝的西周班簋。

这批文物出土时病害、腐蚀严重，得尽快清除有害锈并对它们进行修复与缓蚀性保护处理。贾文熙针对每件器物的病害程度，采用了超声波倍半法、苯并三氮唑（BTA）法、过氧化氢置换法、锌粉置换法等多种方法交替处理，很快便完成了对这批珍贵文物的抢救性修复工作。其中最复杂的就是对国宝班簋的除锈处理。这件器物当时被发现后，经由故宫博物院的赵振茂老师补配修复过。这次修复已经是第二次了。班簋送来时内壁已经布满了密密麻麻的有害锈蚀物斑点，更严重的是有些地方已呈现蚀坑。对它进行除锈是件极不容易的事，如果用药处理不当，就会露出原有的修复痕迹。为防万一，贾文熙最终决定手执手术刀，一个一个地逐点刮除，每刮一个斑点，他都会用纸胶布将粉末粘掉，不让有害物弄到别的地方。对稍大一点的锈斑只能采取"刮骨疗毒"的方法，然后用锌粉置换的方式处理。大面积锈蚀处则用不干胶覆盖，并用浸以苯并三氮唑药剂的棉片对其进行缓蚀处理，最后用B72做封护处理。这批文物交回库房后，贾文熙的心里一直不踏实，之后每次去库房领新的待修文物

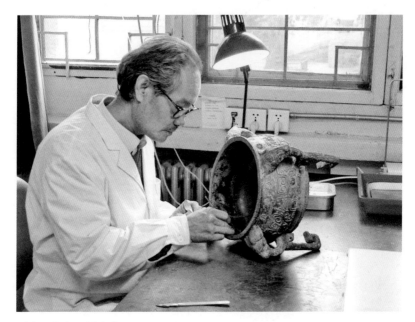

贾文熙修复西周班簋

时，都会去观察一下这批文物的变化。直到新馆开馆，他还隔三岔五地去展厅观察。这批文物从修复到现在已经有10多个年头了，但他牵挂的心到现在也没放下。

7部专著诞生记

从一线退休下来的贾文熙也没闲着，似乎比以前更为忙碌。在贾文熙看来，他修复人生的事业巅峰，正是这20年来"退而不休"的"退休"生涯缔造的。在这期间，他忙着授课讲学，忙着总结经验，忙着著书立说……而学术成就则是他最引以为豪的部分。他到现在一共发表了28篇学术论文，出版了7本著作（1本独著，6本合著）。他的论文、学术专著涉及青铜器、金银器、陶瓷等各种器物的复制、修复、保护与辨伪等方方面面。而他的这7本专著，更是倾注了他的满腔热血。可以说，他的修复情结都凝结在了这7本专著里。

1997年，贾文熙的第一部专著《文物养护复制适用技术》出版了。这本专著是贾文熙在总结多年修复经验的基础上写成的。他的另外两本专著《文物修复学基础——文物艺术品养护技法指南》《历代铜器鉴定与辨伪》，是他回北京后完成的。回京后，贾文熙先后在北京城市学院工艺美术系、北京联合大学历史文博系、中国社科院研究生院继续教育学院、北大资源文物鉴定学院、北京电影学院（黄岛校区）视觉艺术学院等高校讲授文物修复学、历代古铜器鉴定这两门课程。开始时他自己编写讲义，后在授课过程中不断增补、修改，便有了《文物修复学基础——文物艺术品养护技法指南》《历代铜器鉴定与辨伪》两部专业课教材。

　　而2008年出版的《文物养护工作手册》则是一部文物修复的工具书，书中涵盖了文物保护、修复、相关政策、方针、理念等内容。在首博工作期间，贾文熙还参与完成了《金石杂项类文物修复》《历代文物艺术品收藏保养知识手册》《历代金铜佛像辨伪与修复》3本专著的撰写。

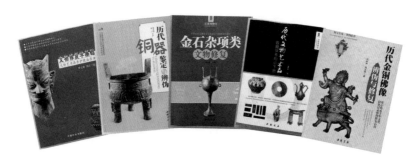

贾文熙出版的著作

　　在筹建新首博期间，修复大量上展文物的同时，贾文熙也积累了大量修复照片，为了将这些珍贵的资料更好地保存下来，时任部门主任的刘树林安排贾文熙将修复过的器物资料整理出来，并按类别编写了一套文物修复与辨伪方面的系列丛书，《金石杂项类文物修复》就这样出版了。令贾文熙迄今仍有遗憾的是，很多修复过的典型器物书中并未收录，因为当时有一部分记录器物修复过程的照片，忘了复制，被一年轻人在摆弄相机时误删，而相机里被删的照片足有700余张。除此之外，当时首博从孔庙搬到新首博的位置后，修复资料管理混乱，有些器物的修复过程未能一一呈现出来，这也成了贾文熙心里永远的痛。

值得一提的是，当时清理首博藏品时，贾文熙经手了数百尊历代金铜佛像。这项工作不但能让他对不同时代、不同地域的汉佛、藏佛，以及宫廷造、民间造的不同类型的佛像有所了解，还能让他从造型、做工、包浆、鎏金成色，以及佛像体内当年工匠铸造范芯时留下的残留物、内壁支钉、填藏物、封底形式等方面进行仔细观察。他可以像钻进如来佛肚里一样，将佛像的世界看得清清楚楚、明明白白。这些都是鉴定佛像真伪的实证教材，修复这批佛像也留下了大量照片，《历代金铜佛像辨伪与修复》一书便应运而生。

和上述两部专著不同的是，《历代文物艺术品收藏保养知识手册》是由一场展览衍生而来的。贾文熙回忆，2010年左右，正逢全国收藏热，首博技术部主任刘树林找到他，说市文物局的领导来首博听工作汇报时，向他提出能不能策划一个真假文物对比展，以揭露当前社会上的作伪之风，给普通百姓普及一些理性的收藏知识。收到任务后，贾文熙很快便拟出了一个"收藏中国——文物艺术品真赝对比展"的展陈大纲。为这次大展，贾文熙深入民间，探访仿古红木、仿古玉雕、仿古牙雕、仿古金银器、仿古佛像、仿古镜、仿古剑等诸多类仿古器的作坊，了解民间艺人的制作方法。他也通过朋友引见，拜望了一些民间的作伪高手，受益颇深。后来因种种原因，展览没办成，但资料还是可以发挥出其应有的作用的，《历代文物艺术品收藏保养知识手册》得以出版。

这7本专著是贾文熙对前半生文物修复经验的总结。退休后的贾文熙还继续活跃在文物修复这个行业里。

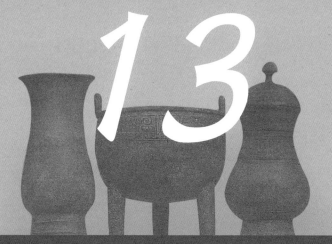

13

青铜相伴贾文忠

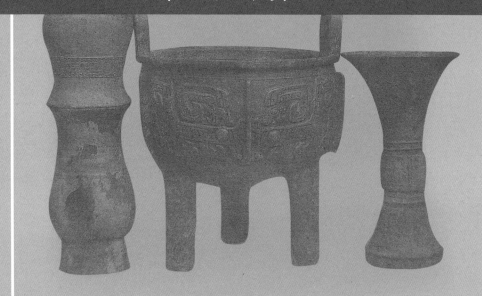

　　贾文忠是贾玉波第四子，同时也是"古铜张派"第四代传承人。在这样的家庭环境熏陶下，贾文忠从小就对青铜器修复产生了极大兴趣。在别人还在嬉戏打闹的童年时代，贾文忠就已经非常熟悉文物的修复程序了。在他还上小学的时候，就已经学会了简单的复制、翻模、雕塑，并为此后的文物修复打下了坚实基础，也使他能够站在一个更高的起点上开始自己的文物修复之路。

　　2018年1月8日，天气很冷，冰雪未消。"青铜三人组"在苑利老师的带领下，在中国农业博物馆采访了贾文忠先生。贾文忠给我们的第一印象，跟普通的匠人还是有所不同，并不像我们想象中的严肃、古板的样子，相反，他更像是个温文尔雅的教书先生，而且很健谈。在带我们去他工作室的路上，他一路寒暄介绍他的工作单位、工作近况。他的工作室在走廊靠右最里边的一间屋子里。开门进去，屋子不大，书柜、桌子甚至是墙角都堆满了各种书籍、绘画作品，墙上挂着他自己的书法和全形拓作品，还有名家的题词。在众多作品中还挂有一块写着"铜斋"的小匾额，这吸引了我们的目光。贾文忠说这是老舍的夫人胡絜青先生给他的斋室起的名，他很珍惜，就把胡先生题的字做成了黑地金字匾，到现在已经悬挂了几十个年头了。就在这样的寒暄中，我们开始进入正题，聊起了他和青铜相伴的一生。

童年与文物结缘

1961年，贾文忠出生在潘家胡同的一个大四合院里。小时候四合院的门槛很高，却抵挡不住他对外面世界的好奇。打从小时候起，贾文忠就和文物有了缘分——别人家小孩儿的玩具是普通易见的小玩意儿，而他的玩具却是小铜马、小铜佛、小铜锁、小铜铃和玻璃版底片。"那些都是父亲当年修复或是复制东西时弄坏了的东西，拿着当哄孩子的玩具。"贾文忠回忆说，"另外，就是我们家藏的一批玻璃版底片更好玩，拿一个手电照着玻璃板打在墙上，跟看电影一样。"除此之外，他还常在玻璃版底片上画画，珍贵的玻璃版底片就这样因为被小时候淘气的贾文忠当作玩具而毁了不少。那时候父亲还经常拿回很多古董照片在家里研究，这些照片也未能幸免，大多成了贾文忠儿时的玩具。在这样的环境中成长起来的贾文忠爱上了画画，五六岁时开始画各种小人儿、军官、汽车等，后来又爱上了画国画。那时候"没课就往琉璃厂跑，去看古董店里摆放的各种书画和古董，可以说我见证了琉璃厂的变迁"。

贾文忠印象中的琉璃厂，是一条有着灰砖灰瓦且非常漂亮的小街，店铺的玻璃异常亮丽，上面还挂着白纱帘。里面的陈设给人一种肃静雅致的感觉。墙上挂着书画，柜子里陈设着印章、文房四宝、佛像、青铜器等。当时的琉璃厂是他儿时的"天堂"，荣宝斋、汲古阁的画，庆云堂、中国书店的碑帖、书籍，都深深印刻在了他的脑海里。

少年立志

父亲支持他学习画画，常骑单车载着他去琉璃厂临摹书画，还带着他到北京金属工艺品厂跟随文立德先生学习国画，跟着胡爽庵先生学习画虎，顺便也学习石膏翻模、雕塑等基本功。后来上了中学，贾文忠开始对文物感兴趣。当时父亲在中国历史博物馆修复文物，学校没课的时候，他就会一头扎在父亲工作的修复室，看他们修复各种器物。他曾亲眼见过父亲他们复制人面鼎、龙虎尊、马踏飞燕等国宝重器。少年时代的贾文忠有着超强的求知欲，就像是一峰"文化沙漠中寻找绿洲的骆驼"，从不放过任何一个学习的机会，看父亲他们修复、复制文物时，他都会在心里记下各种文物的修复过程，然后回家实践，不明白再问父亲。晚上没事时，父亲也会教兄弟几个修复铜器，做一些粘接、复制类的基础功。

当时博物馆大师云集，师爷王德山，师伯高英、杨政填、王喜瑞，他们都在博物馆修复文物，而且各有所长，这给爱学习的贾文忠提供了极大的便利，使他有机会师其所长。师爷王德山经验丰富，是个多面手。师伯杨政填精通錾刻。高英师伯擅长理论总结，善于写作。据贾文忠回忆，他们那辈人文化水平都不高，不能把手中的技术、绝活儿、修复过程中应该注意的问题转换成文字，提升到理论的高度，只有高英师伯能够撰写总结文物修复技术的文章。贾文忠深受启发，所以在之后的工作中，特别注意这方面能力的培养。后来他开始跟随高英师伯学习文物修复方面的书面知识，这和他之后让文物修复进入高等学府、发起成立中国文物学会文物修复委员会、写书出书都密不可分。

同时，他还常去中国社会科学院考古研究所看老先生们干活。"我每天晚上吃完饭就会花5分钱坐上2路汽车到美术馆，在考古所的修复室里待到晚上11点，然后再坐末班车回家。"回想起那段岁月，贾文忠感慨良多，"在那里我学会了很多东西，比如雕塑、翻模、做色等。那时候，王振江、王序、左崇新、白荣金、王浩天先生都在社科院考古所。其中一部分人住集体宿舍，所以晚上会在修复室。我当时也会跟着他们天天泡在修复室里。"就这样在观摩与实践中，贾文忠渐渐学会了修复。十三四岁时，他已经能够自己翻模，又过了一阵，他居然能够自己动手修复文物了。那时，他才高中毕业。真可谓"勤学似春起之苗，不见其增，而日有所长"。

这时的贾文忠虽然没有放弃画画，但最终还是决定子承父业，将画画当作一门爱好和平日的消遣，并立志在文物修复行业干出一番事业。

走进文物修复厂

1978年，刚刚高中毕业的贾文忠在家待业。恰巧那一年北京市文物管理处改为北京市文物局，并把原文物管理处下的文物修复组扩建为文物修复厂。由于人手不够，需要扩招修复人才，从小就喜欢文物修复的贾文忠便参加了招聘考试。

贾文忠还记得考试的要求是翻制一个佛像的手，"我到那儿去，花了半天时间就翻完了，专家们一看这小伙子翻得还不错，就通过了"。1979年，贾文忠正式进入北京市文物局文物修复厂。

贾文忠坦言，在那里复制或修复了多少文物还在其次，真正让他骄傲的是在那里开了眼界。在那里，书画、古籍、青铜器、家具等文物应有尽有。虽然当时的主要工作是复制和修复各种青铜器，但在这样一个背景下，想想贾文忠能看到多少好东西！更令贾文忠意外的是，在这里他还结识了程长新、王福祥、傅大卣、马保山、赵存义等一大批文物界的前辈。空余时间，贾文忠就会和这些前辈待在一起，或请教技艺，或听他们谈古论今，诉说文物背后的故事。也就是在那时，贾文忠得以遍询名师，不论是文物修复、篆刻、书法、绘画，还是全形拓，都是那个时候学来的。这为贾文忠日后成为文物修复界的多面手，打下了良好的基础。

　　这期间，贾文忠复制了大量铜镜、青铜器，还和其他先生一起制作出了不少的拓片作为商品售卖。1981年，北京市文物局为了开拓文物复制品市场，成立了全国第一家文物复制品商店——古风堂。贾文忠被派到这里推销文物复制品，干了将近一年，又被抽调出来做导游，负责接待香港及海外华侨旅游团，后又被调到朝阳门外大街鉴古斋经营文物复制品。直到1983年，因文物修复厂厂长倒卖文物，文物修复厂宣布解散，厂里的工人被分到各个单位，贾文忠被分到首都博物馆保管部，负责青铜器及其他文物的修复、复制工作。

我在首博修文物

　　到了首都博物馆保管部，贾文忠的第一个重大任务就是和崔宗汉先生整理孔庙大成殿。当时的大成殿堆满了文物，除了清理这些文物，还要恢复大成殿本来的陈列布置，比如孔子牌位、"四配"、"十二哲人"和七十二贤人像，还有编钟、编磬等，凡是大成殿本来应有的陈设，都得按原样恢复。

在恢复原样的同时，他和崔宗汉先生还一起修复了孔庙的9块御书大匾，从康熙年间到宣统年间的大匾都在。至今贾文忠还记得大匾的尺寸，"这些大匾是清代每一位皇帝祭孔时写给孔庙的，非常大，六七米长，两米多宽，一寸多厚"。这些大匾都有不同程度的破损，匾上满是灰尘。有些颜色掉了，有些字迹不清，有的甚至连边框也坏了。木质大匾"闲置"太久，上面的尘垢很难被轻易除掉，还不能用水

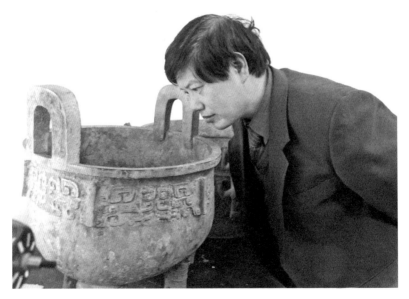

贾文忠观察首都博物馆西周董鼎

清洗，他们想到了用气泵吹的方法，一点点地将灰尘除掉，然后再对破损的地方进行修复，打泥子、刷佛青地、涂金粉等。但最难的还是破损字的修复，由于匾太大，没有这么大的毛笔，最后崔宗汉先生用一团破布代笔蘸墨书写，这时，他多年的书法功底派上了用场。经过贾文忠和崔宗汉先生半年多的修复和整理，大成殿终于开放，他们修复的孔庙大匾也成了重要的文物"标本"。之后如曲阜孔庙悬挂的匾额等，都是从他们修复后的匾上拓片制作而成的。

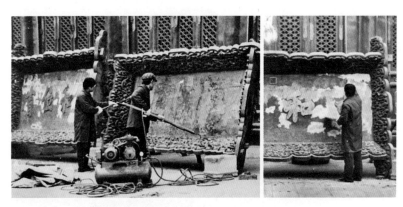

贾文忠修复大成殿匾

在这里，贾文忠还为辽宁省兴城县的孔庙复制了全套的祭孔礼器和乐器，为门头沟博物馆复制过文物，为吴晗纪念展复制过题词……

开辟文物修复新天地

1983年，中国农业博物馆成立，急需文物修复人才。贾文忠也调到了这里，开始了他在这里的文物修复工作，主要负责文物的征集、修复和鉴定。在这里，他与同行共同发起成立了中国文物学会文物修复委员会，为文物修复行业培养后继人才，同时他还积极革新文物修复方法，并取得了令人瞩目的成绩。

贾文忠认为中国文物修复行业的发展可分为3个阶段。

第一阶段（20世纪50—60年代）：中国博物馆、研究院的成立期。中国历史博物馆、上海博物馆、南京博物院、湖南省博物馆等一大批博物馆，都是在这一时期相继成立的。但那个时候还没有专业的修复人员，当时修复文物需从北京市美术公司或古玩市场找人。

第二阶段（20世纪70—80年代）：这一时期各大博物馆已经开始筹建文物修复技术部或者修复室。

第三阶段（20世纪90年代—21世纪初）：这一时期各

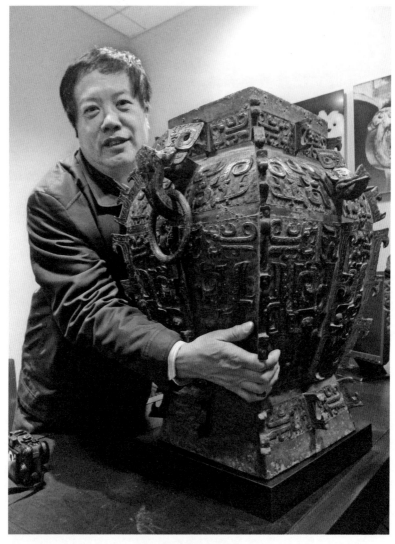

贾文忠与皿方罍（2014年3月于美国纽约佳士得）

大博物馆开始引入现代科学技术，传统文物修复已经与现代技术相结合。随着仪器设备的更新，西方修复理念也相继传入我国，文物保护也从最初的以修复为主，过渡到以预防为主。随着文物市场的崛起，文物修复行业开始受到重视，文物修复的重要性也日益凸显出来。

在文物修复行业，革新一直存在，一代代的能工巧匠在长时间的实践过程中，不断改进修复工具和修复方法，使得文物修复随历史潮流一路向前。单就青铜器修复来说，在"歪嘴于"时期，青铜器修复材料主要用大漆，工具用火烙铁；到了张泰恩时期就出现了化学药剂，用酸和碱去腐蚀青铜器做锈，以达到红斑绿锈的效果，修补出来的东西比大漆更加真实；到了王德山时期，他发明了"点土喷锈"和"漆地磨光"两种做假地子和假锈的方法，大大减少了青铜器的修复时间，同时也使做出来的锈显得更加逼真，甚至可以达到乱真的程度，直到今天仍然沿用；再到贾玉波这一代，他将电解方法引入青铜修复中，使青铜复制更加便捷。

在前辈们的基础上，贾文忠开始了新的尝试，比如通过检测铜器成分的方法来配比做旧。贾文忠解释道："通过专业仪器去检测分析所需修复的铜器的合金成分，至于怎么检测，以前是在需要修补的地方打眼提取其中的成分去检测分析，按照检测结果配比出另一块材料，并铸出新的铜板，然后再将铸好的铜板磨成粉抹到需要修复的铜器上，最后再进行化学做旧。通过打眼的方法检测文物会破坏文物，而现在的仪器完全可以做到在不破坏文物的前提下直接检测，即用同样成分的铜来做锈，这样做出来的锈才能达到'修旧如旧'的效果。""即使用仪器检测也检测不出来，因为它本身就是铜，过去修复可以用其他东西补配，只要外表看不出来就行，而现在用铜配铜，质地一样，颜色也一样，就算过了几百年也分辨不出来，这就是一代新人的新发明。我认为这才是最科学的修复方式，即从材质上恢复到它最本真的状态，这也是我们现在所追求的。"谈到自己的革新，贾文忠如是说。

除此之外，他敢于打破陈规，探索新材料、新方法。他曾将袋装高分子材料引用到文物修复中，这样既增加了修复文物的强度，又阻隔了传统文物修复中有害物质的进入，进而避免了传统文物修复在这方面的缺陷。

　　我国著名文物鉴定专家耿宝昌先生在给贾文忠的题词上所说的"技艺造诣良深，复原整旧如新"，就是对贾文忠的最高评价。对于青铜器的修复，贾文忠既不墨守成规，又不一味求新。他和贾文熙一样都对自己的手艺有着深厚的情怀，一方面坚守传统，将老一辈们传承下来的技艺传承下去；另一方面又能看到传统修复的局限，勇于接受新材料、新技术，并且敢于突破，不断探索更好的修复方法。可以说，他既

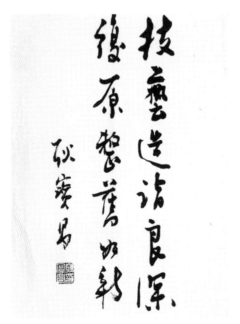

耿宝昌先生题词

是传统手艺的守护者与传承者，又是新技术的拥抱者与开拓者。对此，故宫博物院文保科技部主任李化元曾经这样评价："他（贾文忠）敢于打破陈规，敢于在修复领域探索新材料、新方法，把传统的修复手段与现代科学技术紧密结合起来，开辟了青铜器修复的新天地。"

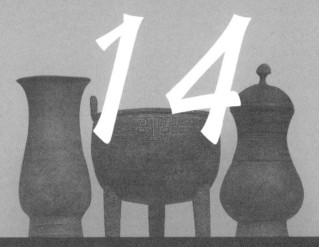

14

让文物修复走进高等学府

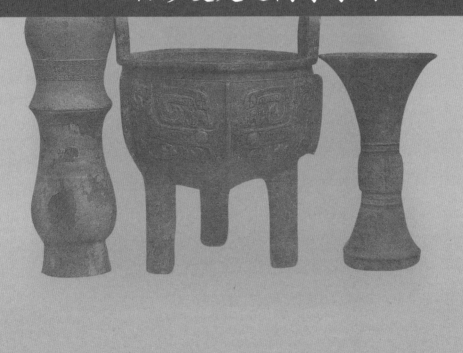

中国文物修复界历来有"重技艺，轻理论"的问题，很多能工巧匠技艺精湛，却不能将自己的技艺记录下来形成理论总结，一旦后继乏人，这项技艺很快就会消失在时间的长河里。很多有识之士也意识到了这个问题，并逐渐寻求解决方法，贾文忠就是其中的一个。

贾文忠告诉我们："我从事文物修复的时候，第一代文物修复师面临退休，新的文物修复人员又接不上来，整个社会都在埋怨文物修复行业青黄不接、人才匮乏。大家忧心下一代谁来修复文物。"整个博物馆行业同样存在不重视文物修复人员的问题，"有些单位将修复岗变成工人岗，比如说有管工、木工、瓦工还有文物修复工，把文物修复人员合并到普通工人行列，所以很多人宁愿当保管员、讲解员、保卫人员，也不愿干文物修复这一行"。

这个问题成了压在贾文忠心里的一块大石头。他开始思考如何解决文物修复行业人才匮乏的问题。后来他提出要成立一个全国性的文物修复组织，联合文物修复界专业人士，培养文物修复人才。他告诉我们："我当时就找国家文物局的老领导孙轶清、庄敏，还有贾兰坡、王定国、罗哲文等先生，和他们聊这件事。没想到我的想法得到了他们的大力支持，尤其是罗哲文先生的支持。当时罗哲文先生是中国文物学会的副会长，他给我提了一个建议：在中国文物学会里边成立一个专业委员会。"就这样，在罗哲文先生的支持和策划下，"中国文物学会文物修复委员会"于1991年成立了。文物修复委员会是由故宫博物院、中国历史博物馆、中国人民革命军事博物馆等多个单位共同成立的，最后挂靠在中国农业博物馆。文物修复委员会创办初期条件艰苦，可以

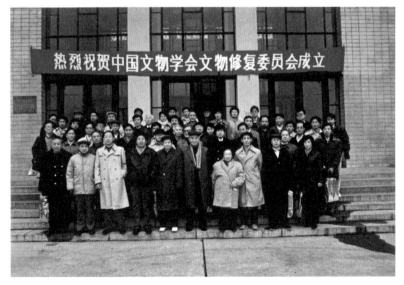

1991年发起成立中国文物学会文物修复委员会

说是"人财两空"。但贾文忠投入了极大的热情，为此奔走呼号，向各级文物主管部门申明情况，拉赞助、筹资金，举办各种文物修复研讨会和培训班，同时创办会刊。在他的努力下，一大批文物修复专业人才被聚集起来，老前辈们的修复绝活儿也被总结出来并编辑成册。

为进一步加强文物修复人才培养、解决人才匮乏问题，贾文忠又提出了将文物修复纳入现代高等教育体系的设想。他的报告被批复之后，各大高校开始设立文物修复与鉴定专业，专职为文博行业培养人才。"这个专业从开始招生到现在已经十几年了，最早是我打的报告。"贾文忠略带自豪地说。

据贾文忠介绍，鼓楼中学在国家文物局的支持下，最早开办了文物修复高中培训班，培训班中的人大都去了故宫，而贾文超当时也在鼓楼中学授课，为鼓楼中学培养了第一批文物修复人才。《我在故宫修文物》里的工匠师傅们，大多是鼓楼中学培训班培养出来的，而现在这些老前辈大都已经退休。之后海淀走读大学（现北京城市学院）、北京联合大学等高校相继培养了一批文物修复人才，可以说之前培养的这批人已经成为中国文物修复行业的主力。他们有的已经退休，但绝大部分仍活跃在各大博物馆，成为我国文物修复界中的主力军。

20世纪90年代，海淀走读大学开设了文物鉴赏与保护专业，并被列入"高等职业教育专业设置及实践"课题中。开设这门专业后，海淀走读大学聘请贾文忠担任文物鉴赏与保护专业的授课教师，贾文忠负责撰写该专业的可行性报告，负责课程设置及实践，并组织编写了相关教材，制定了学生等级评定标准等一系列相关规定。

贾文忠认为文物修复应该注重学历教育，不能仅仅局限于师徒口传心授，应该将其引入大学学历教育，这样一来，手艺人通过大学教育既能学到手艺，又能获得学位，毕业时能有一技之长。他希望通过将文物修复引入高等教育体系的办法，彻底解决传统修复行业人才匮乏的问题。

贾文忠殷切地希望有更多高校能将文物修复专业纳入学科设置，让文物修复专业真正进入高等教育体系中来，培养出更多高标准的修复人才。可喜的是，随着国家的重视和更多资金的介入，越来越多的高等院校，如北京大学、西北

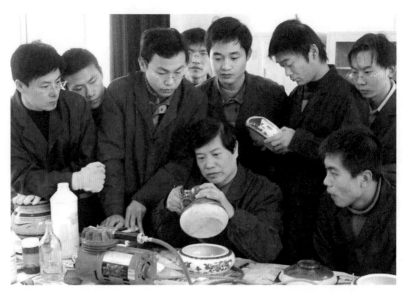

贾文忠教授瓷器修复

大学、复旦大学、吉林大学、南开大学、北京科技大学、西安交通大学、中央美术学院、中央民族大学、四川大学、北京联合大学、中山大学、武汉大学等开始开设文博专业，培养专业修复人才。此外，北京大学、中国人民大学、吉林大学、西北大学、复旦大学、中央民族大学等高校于2011年设立文物与博物馆学专业硕士学位，开始招收文物与博物馆学全日制专业硕士研究生，这就意味着文物修复者的学历水平得到很大的提高，也会有更多的高学历应用型人才进入文物修复行业，为文物修复行业注入新鲜血液。

在培养修复人才方面，贾文忠除了提出理论层面的制度设计，还身体力行跻身教育行业，分别在北京大学、清华大学、中央民族大学、北京联合大学等高校担任客座教授，将自己所学教授给下一代。贾文忠既注重技术层面的提升与精进，也注重理论方面的总结，他在从业的40余年中，先后出版了《文物修复与复制》《贾文忠谈古玩赝品》《贾文忠谈

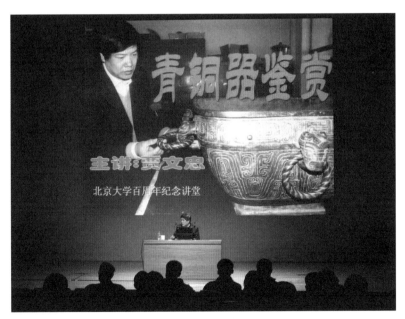

2012年10月，贾文忠在北京大学百周年纪念讲堂开设讲座

古玩保养》等图书，还主编了《文物修复研究》杂志。

　　可以说，出身于文物修复世家的贾文忠，和一般的匠人不同，他不囿于传统的匠人领域，而是突破自我，将理论与实践相结合，在修复中积累经验、精进技艺，同时，站在更高的高度，为文物修复行业的未来出谋划策，并为之倾力一生。

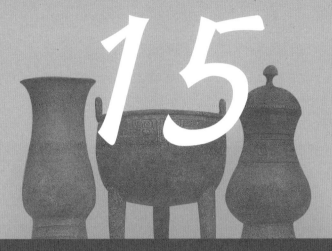

15

国宝修复记

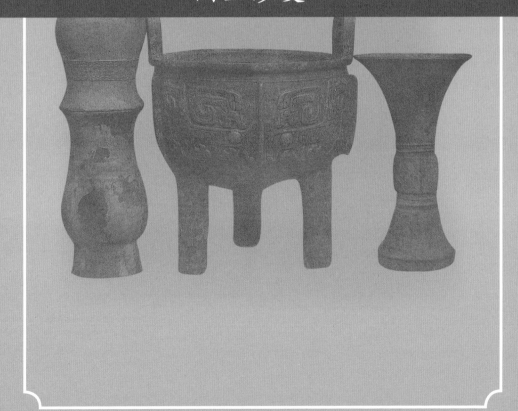

"虢国墓"与"君王编钟"

从业40余年的贾文忠，一生所修青铜器无数，但让他印象最深的东西有两件：一件是1989年江西新干县大洋洲商代大墓出土的兽面纹虎耳青铜方鼎，另一件是1990年出土的虢国墓青铜君王编钟。由于当时出土的很多文物都没人修复，1991年供职于中国农业博物馆的贾文忠收到了来自国家文物局的邀请，参与并指导了虢国墓青铜器的修复工作。就这样，贾文忠去了河南省三门峡市上村岭，并在此开设了培训班，带着当地的文物修复人员扎进了文物修复中，这一修就是5年。

在这期间，他共修复了珍贵文物20多件，包括编钟一套8件，铜鼎一套7件，以及壶、盘、匜等青铜器物。这批青铜器出土时大多残碎不堪，经过贾文忠的精心修复，这批文物完整如初，光彩照人。

上村岭虢国墓地位于河南省三门峡市北郊，20世纪50年代末，为配合三门峡水利枢纽工程建设，中国科学院和文化部联合组成的黄河水库考古工作队在我国著名考古学家夏鼐和安志敏先生的带领下，在修建货运车站过程中，发现了

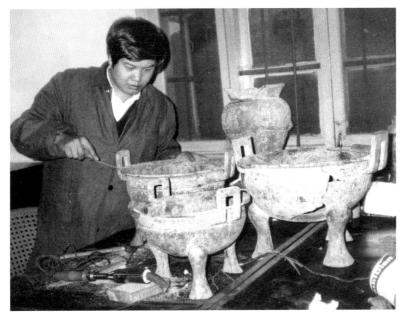

1991 年，贾文忠修复虢国墓出土的青铜器

一座西周墓葬，由此拉开了考古发掘的序幕。而虢国墓的发掘就是其中最重要的成果之一。但当时由于种种原因，并未对周边地区进行考古发掘。结果到了80年代末，这里发生了大规模的盗墓案，而盗墓发生的地点和之前发掘的地点仅有80米之隔。为了更好地保护文物，1990年，河南省文物研究所联合三门峡市文物工作队，对三门峡上村岭虢国墓地进行了抢救性发掘。这次发掘发现了举世瞩目的M2001和

M2009两座国君墓葬。这两座墓中出土的文物有上千件，其中最引人注目的，就是上文提到的那套青铜君王编钟。

这两座墓葬共出土编钟3套，其中两套为甬编钟，一套为钮编钟，而贾文忠修复的这套正是出土于M2001號季墓葬的甬编钟。这套编钟是发现的最为完整珍贵的一套西周中晚期编钟。这套甬编钟共8件，每一件形制、纹样基本相同，大小依次递减，钟身呈合瓦形，横断面呈梭形。

编钟是中国独有的打击乐器，最早起源于西周，是我国礼乐文明的重要象征。编钟在中国古代是可以奏乐的。据有关专家测定，这套君王编钟能组成"宫""角""徵""羽"4个音，但没有"商"这个音，是周代严格的礼乐制度的重要体现。如果只是还原编钟的原貌，这对于贾文忠来说并非难事，真正困难的地方在于如何还原其原有的音色和音高。为了更好地修复这套编钟，贾文忠查阅了大量资料，了解编钟的发音原理。由于编钟钟体部位及厚度的不同，每敲打不同的部位，就会发出不同频率的声音。通过先后敲打大小不同的编钟，可以发出不同音高的乐音，进而组合成乐曲。从某种角度来说，编钟的部位、体积、形态决定着它发声音频的高低，铸造所用材质与工艺水平，又决定了编钟的不同音色。好编钟的音色既要清脆悦耳又要与其他编钟的音色和谐统一，所以修复编钟的难处在于不仅要恢复外观，更重要的是还原它的音色。还需要注意的是，修复编钟不能用胶粘，否则就会影响它的发音，最常用的方法是用焊锡连接。但做到这一步还不行，焊接时，缝隙里边必须焊实，不能留空隙，否则同样会影响声音的还原。为做到万无一失，贾文忠首先要用仪器检测出这套编钟的合金配比，然后按照编钟原有的合金成分配制出焊接材料，最后用特殊的焊接方式进行焊接。

以上只是修复这套编钟的一个方面。由于墓穴坍塌，编钟常年埋藏于地下，编钟出土时有不同程度的破损和锈蚀，而且比较严重。他首先要对编钟进行清洗除锈，然后进行整形、焊接，最后通过补配、錾花、做锈等一系列程序恢复了这套甬编钟的原貌，而且声音依旧悦耳。这套编钟于1992年参加了国家文物局和故宫博物院联合举办的"第二届中国文物精华展"，并收录于文物出版社出版的《中国文物精粹》一书中。

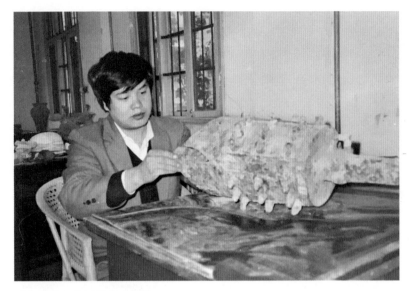

贾文忠修复虢国墓君王编钟

　　当修复后的编钟陈列于博物馆，参观者沉浸在它优美的乐音中时，人们所能注意到的只是古人的智慧与成就，很少会有人在意文物修复背后的故事。因为他们不曾亲眼见过这些文物出土时的样子，不知道这些文物背后的手，是怎样将一块块碎片粘接修补成原来的样子，也不曾知道修复一件小小的铜器需要怎样繁复的程序。贾文忠常说，"十铜九补"，出土的铜器里基本上没有完好的，"中国百分之九十以上的文物在出土时，都有不同程度的损坏"，都需要后天的修补。贾文忠曾经感叹："摄影师可以在照片上留下他们的名字，但文物修复工作者不行。"正如贾文忠所言，文物修复工作者都是幕后英雄，他们在乎的是能否将自己手中的文物完整地呈现给世人，比起个人的功成名就，心中的天平早已倾斜到了另一边。

这套编钟现陈列于河南省博物院，现在依然能敲出美妙的乐音。也许下一次我们走进博物馆，看到这套编钟，在感叹古人智慧的同时，也能感受到文物修复工作者的艰辛吧！

贾文忠与兽面纹虎耳青铜方鼎

1989年9月20日，一位农民在程家村劳背沙洲取沙修护赣江大堤时，意外发现了10余件青铜器。后经国家文物局批准，由江西省文物考古研究所进行抢救式发掘。这次考古发现是继河南安阳殷墟、四川广汉三星堆之后，商代青铜器的又一重大发现，被评为我国"七五"期间十大重大考古发现之一。据统计，这次考古发掘共出土随葬品1900余件，包括青铜器、玉器和陶器等，其中珍贵青铜器多达475件。这批青铜器无论造型、数量还是铸造工艺，都为南方地区所罕见。

1990年，贾文忠受国家文物局之邀参与这批青铜器的修复工作。在修复过程中，最让他印象深刻的是一只青铜方鼎。该鼎高29厘米，口长19.8厘米、口宽18厘米，腹深12.6厘米，整体呈长方形，圆足，直耳，耳上均趴有一只卧虎。虎长7厘米、高2厘米、宽3厘米，鼎身四面与鼎足均饰有扉棱，器身饰有较细的饕餮纹。该鼎出土时已无完整器形，破碎为12块残片，其中还有2块铜片被锈蚀和沙土包裹着。这件青铜器，是贾文忠修复过的器物中最难修复的一件。那段时间他往往一坐就是一天，累得腰酸背疼，头昏眼花。每件文物都得经过清洗、除锈、焊接、补配、做锈等环节，看起来好像简单易行，但真正操作起来却烦琐异常。修复过程中更不能有丝毫马虎。修复这件铜鼎耗费了贾文忠不少的精力。他先用蒸馏水对出土残片进行清洗，然后再对它进行除锈和整形。由于变形严重，按照一般的办法不能轻易地将它扳回原形，如果强行整形会使文物损坏得更加严重。这时，经验丰富的贾文忠想到了一个办法，即用木头做成"牵引架子"，并固定在鼎上，每天矫正一点，直至恢复原形。然后按自己配制出的高分子材料，根据鼎的另一面复制出模子，再将它挪到需要修补的地方，贴好后，再按鼎的原色做旧。经过一个多星期的埋头苦干，这件兽面纹虎耳青铜方鼎终于修复完成。虽是经过修补，但这件兽面纹虎耳青铜方鼎从表面上看，根本看不出修补的痕迹，做到了"复生国宝，再现神韵"的效果。后来，这件铜方鼎被评定为国家一级文物，现藏于江西省博物馆。

贾文忠对待文物修复是极其认真的，他把每一次修复都

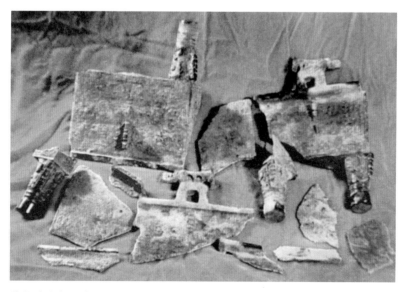

修复前的商代兽面纹虎耳青铜方鼎

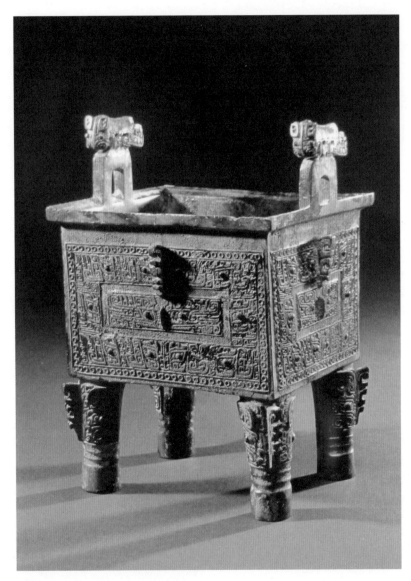

修复后的商代兽面纹虎耳青铜方鼎

当作课题来看待。"每件文物在我手里至少也得三五天，时间最长的达两个月。我会把每件文物从里到外，从上到下，从纹饰到铭文，看个清清楚楚、明明白白，看在眼里，记在心上。凡是我修复过的文物，我都会把它研究透彻，并对它的铸造工艺、纹饰特点、铭文内容、锈蚀程度、锈迹色泽、出土情况等进行一番深入的研究。"在贾文忠眼里，"文物古玩修复绝不是一个单纯的手艺活儿，它是一门边缘学科，更是一门学问"。从王德山到贾玉波，再到贾文忠这一代，他们都一直坚守并传承着师门的精神。可以说，这是贾氏文物修复之家精神品格的象征，也是他们一直以来的信念。虽然对他们来说文物修复工作已是平常，但他们在平凡中创造着伟大。

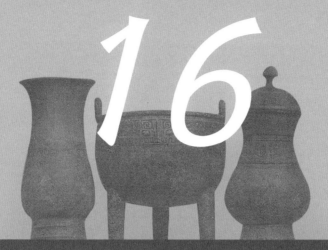

16

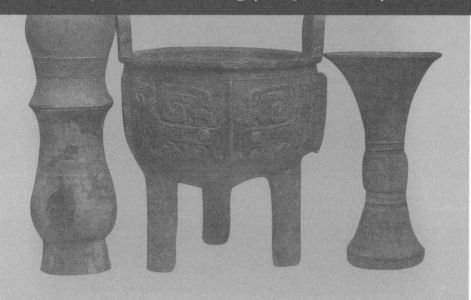

"当专家的就要走在时代的前头"

贾文忠的文物修复观

对手工艺人来说，手艺是检验一切的标准，文物修复行业也不例外。自古以来手艺人就是凭本事吃饭的。水平高、手艺好，那他的活儿就多，利润也高，就可以凭着一技之长养家糊口。所谓"术业有专攻"，手艺人应该执着于自己的手艺，并将其做到极致，这就是匠心。在贾文忠看来，修复技艺的高低不应以修复人员单位的好坏和文物的名声好坏来评判，地方单位里的师傅修复水平不见得就低，国宝级的器物有时也更容易修。判断一个工匠水平如何，首先要看器物的损坏程度。个人修复水平的高低应以器物本身修复的难易程度决定，而不是以地位论短长，以器物论英雄，我们应该关注的是技艺本身。现在的修复行业出现了一定的错位，应给予地方修复人员更多的发声机会。

贾文忠谈到国内和国外在青铜器修复理念上存在很大差异。差异主要体现在两方面：一是器形，二是颜色。中国的青铜器修复首先得在器形上恢复原初的面貌，然后还要保留好它久经岁月浸染的颜色。"在中国的博物馆，大家看到的文物基本上都是完好的，很少会看到一堆碎片。这其实都是修复之后的样子，甚至连修复的痕迹都看不出。但国外不一样，国外的文物修复要求保持好它出土时的原貌。"中国的青铜器修复，不会把铜器上的锈去掉（有害锈除外），有的地方甚至还得想办法做出和原器物一样的锈，我们要的就是这种两千年的腐蚀和三千年的沧桑，这是中国的青铜器修复理念。但国外不一样，他们会将青铜器上的锈进行抛光，弄得锃光瓦亮。这对我们来说又是不可接受的。在我们的观念里，这就是对文物的破坏。我们会在器形上将它修复成最初生产时的样子，但在颜色上不会。经过几千年岁月洗礼的青铜器，不仅仅是冰冷的文物，更是一种符号，一种象征，是历史的记录者和见证者。它的红斑绿锈早已成了历史的见证，通过它，我们能感受到历史的厚重。经过修复的青铜器也有了温度，在无形之中连接了古人和今人，为我们打开了一扇通向历史的门，让我们得以窥见在那个年代所发生的不为现代人所知的故事。

中国的青铜器相比西方而言，被赋予了更多文化的意义，而且从文物修复上讲，中国几千年文物修复的传统是造成中西方修复理念不同的一个重要原因。贾文忠认为，每个国家都应该拥有解释自己文化的权利，中国人生产的青铜器就应该用中国的修复理念，这是我们约定俗成的传统。我们拥有自己的修复传统，并不意味着故步自封和因循守旧，相反，我们在坚守传统的同时，也接受着西方科学修复的某些影响，并将它们运用到了我国的文物修复之中，代替传统修复理念中不能适应时代发展的部分。总之，既要"古为今用"，也要"洋为中用"。

历史总是向前发展的，但我们在向前的同时，也不要忘记当初为什么出发，认清明天的去向，亦不忘昨日的来处。

渐入佳境：从"文物修复"到"文物鉴定"

谈到贾文忠的变化，多数人都认为是他近年来从文物修复到文物鉴定的跨界。这当然是事实，说明贾文忠已经具备了跨界到文物鉴定的能力，但从另一方面看，这里多多少少有些误区。前些年，随着鉴宝类节目的兴起，文物鉴定在各大电视台确实火了一把。人们在很多鉴宝节目中会看到贾文忠，便以为贾文忠已经从文物修复跨界到了文物鉴定，实则不然。贾文忠自己也说过，那只是人们看到的。实际上，贾文忠的工作重心依然在文物修复领域，以前是，将来也是。

虽然修复和鉴定没有必然联系，也不是说会修复就一定会鉴定，或是会鉴定的也一定会修复。但在贾文忠看米，从文物修复到文物鉴定是一个自然而然的过程，更是一条捷径。他认为修复是鉴定的基础，如果有文物修复技术与文物复制方面的知识，再学鉴定，就会变得非常容易。因为一旦"文物"上出现了修复者一眼就能看出的被当代人修复过的痕迹，或是一眼就能看出这是当代人仿制的作品，那么，这个器物就一定是赝品。

过去，有些人对文物修复工作者从事鉴定工作有误解，他们认为："只有做学问的人才会鉴定，而文物修复工作者只是工匠而已。"其实不然，从鉴定的角度来说，文物修复工作者往往比一般的专家更具优势。有些高仿复制品之所以能骗过学院派的专家学者，而骗不过文物修复工作者，原因是文物修复工作者从修复中可以观察到器物内部的质地，可以亲自上手实践，从质地到做工，从内容到题材，从年代到价值，不一而足。而这正是一般鉴定人员所看不到的，所谓"实践出真知"正是如此。

　　贾文忠就是在修复、复制过程中，逐步提升自己的鉴赏能力的。谈到这里，贾文忠说机遇是客观条件，在机遇来临的时候首先要抓住它，然后充分利用。年轻时的贾文忠不放过任何学习机会，刻苦钻研、虚心请教，他说处处留心皆学问。在这个过程中，他既开阔了眼界，也得到了多位前辈专家的指点，修复、复制水平得到了迅猛的提升，也为他后来的文物修复、鉴定工作打下了坚实的基础。

　　在北京市文物局和首都博物馆工作的这段时间，是贾文忠积累经验、打磨提升自己的黄金时段。成千上万的文物摆在他眼前，一大批文物界前辈悉心指导。他在修复、复制过程中，不断积累经验，不断提高自己，用他自己的话说，就是"修复、复制水平提高了，鉴定水平自然也就提高了"。铜器鉴定亦是如此，只有亲身参与了铜器的铸造过程，才能懂得这个模是怎么翻制的，这个纹样是怎么錾的，这个锈是如何做上去的。有了这些知识，自然就知道这个器物的真与假了。

　　民间对文物鉴定存在一定误解，它虽没有民间想象的那么神秘，但也不像人们看到的那样简单。文物鉴定是一项综合性很强的工作，对鉴定者的要求极高。鉴定者必须是"杂家"，在精通某一方面知识的同时，还必须拥有广博的知识，多方涉猎，说其必须"博古通今"亦不为过。在普通人眼中，鉴定专家仿佛瞥一眼就能对器物进行断代，甚至一眼就能判断出它的来源，但这种技艺绝不是一朝一夕就能练成的。事实上，即使是经验丰富的专家在鉴定一件不那么起眼的文物时，也会小心谨慎。文物鉴定不只是辨别真伪，在辨别真伪的同时，还要进行断代，同时还要求鉴定者必须在特定历史背景下去辨析文物，并对其内涵、意义、价值做出明确的价值判断。这就要求专家必须与特定时期的社会政治、经济、科学技术、历史事件、历史人物、自然环境相结合，除了横向上的比较，还要将该文物放到纵向的历史脉络中去分析、考察，并做出全面而客观的价值评价，由此可见，文物鉴定工作的难度之大。

有鉴定就有反鉴定。当代造假者在造假的过程中，一定会想尽一切办法遮蔽鉴定者的眼睛。为取得更加逼真的腐蚀效果，他们会加大化学药剂的浓度，更有甚者会将所造器物深埋地下，若干年后再进行挖出。随着科技的发展，造假者甚至利用高科技手段进行造假，可谓无所不用其极。贾文忠说："造假者是我的老师，与造假者斗智斗勇的过程中会不断提升自己，练就一双火眼金睛。""魔高一尺，道高一丈"就是最好的证明。他还指出："当专家的就要永远走在

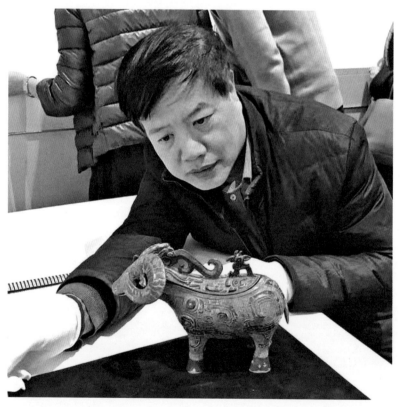

贾文忠鉴赏商代羊尊

时代的最前头，发现新动向，找出新问题。"他借着参加中央电视台《寻宝》栏目的机会，用10年时间走遍全国各大城市，并在这个过程中接触到了各地不同风格的文物。"比如我在绍兴发现了带有铭文的越王剑，在各地走访时发现了西周时期的熏炉，而以前发现的都是汉代的，还有能够评上一级文物的佛像铜镜、编钟等，大约有100件之多。"在鉴赏的同时，他还能了解到各地的造假水平、造假方式，所谓"处处留心皆学问"，讲的就是这个道理。

　　每个鉴定者都有一套自己的鉴定方式，从这个角度来说，文物鉴定没有固定模式。正如贾文忠所说："变化是永恒的，死守固定的模式无异于束缚了自己，鉴定水平就永远得不到提高，在具体的实践中就会陷入被动，甚至让赝品从你的眼皮底下溜过去。"

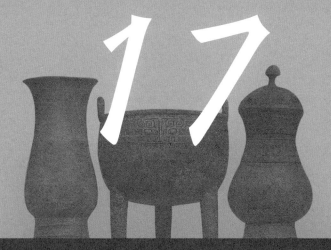

17

文珊、文进的青铜缘

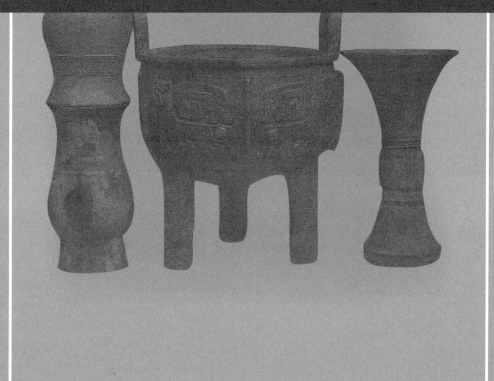

业余高手贾文珊

贾文珊是贾玉波的第三子，是贾家人的又一种典型。他的主要职业先是汽车修理，后是司机，但他同时也是一位不折不扣的文物爱好者，还是一个文物修复、复制的高手。

贾文珊从小对民间工艺就抱有浓厚兴趣，喜欢追赶走街串巷的民间手艺人，有时门口来个吹糖人的，或是捏面人的，他就会和一帮小朋友一直好奇地追过几条巷子。贾文珊聪明伶俐，爱动脑子，手脚好动。十几岁时，他就自己组装了一个石英小收音机，而这个神奇的小盒子能收听好几个台，这让他乐不可支。有时候他看到街上那些匠人修补碗盆，就手脚发痒，回家会把好好的铝盆砸个洞，然后再用铆钉铆上。好好的凳子，他会把4条腿拆下再重新安上。有一次，他还把家中的座钟拆了，零件散了满桌，没想到他居然会一个零件一个零件地组装好。因为这，他没少挨父母的骂。

贾文珊升初中后，很喜欢待在父亲的修理室，看父亲怎样用石膏翻制器物，也常常在旁边搭个手。

初中毕业，贾文珊被分配到一家汽车修理厂当修理工。那时，修车除主机外，许多零部件都需要修理工按照原件加工，因此，汽车修理工要求车、钳、铣、刨、磨、焊、喷漆等样样拿得起。贾文珊用心学习，加上有小时候的底子，许多活儿师父一点他就会。加上车修好后要试车，文珊又学会了开车，再后来还成了一名优秀的汽车司机，他开了十几年的车，跑了无数次的长途，从未出过事故。

父亲退休后，在中国人民革命军事博物馆等单位当顾问，但大多数时间在家，闲不住时就拿些活儿做。贾文珊一有空闲，就给父亲当帮手。他利用自己当汽车修理工掌握的扎实的技术，帮父亲翻制模具、修刻铜胎。他还参考秦陵铜车马的照片，按比例缩小，制作出了1/5大小的一号、二号铜车马等多件文物复制品，几可乱真，夺人

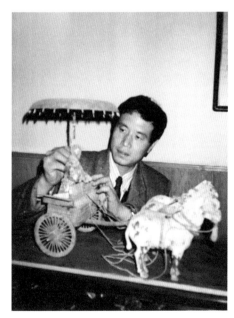

贾文珊制作铜车马复制品

眼球。

文进：接过父亲的班

贾文进，1963年出生，在贾氏兄弟姐妹中排行老七，年纪最小。由于大哥、二哥远离父母到外地闯荡，在家的是三哥、四哥与两个姐姐，年纪最小的他，受到父母和兄姐们的宠爱与呵护也最多。也许是受到家庭环境的影响，年节或家庭聚会时，饭桌上父母与兄姐们谈论的话题全是"文物"，这使他从小就对文物修复产生了浓厚的兴趣。

他记得小时候家中有一个旧木立柜，下层装满一摞摞纸片，上面印有好多稀奇古怪的东西。他问父亲："那是什么？"父亲很看重这些东西，说："不要随便乱动！"父亲告诉他，这是他以前修复宝贝时留下的拓片与照片，非常珍贵。父亲叹口气，说："可惜这些东西现在大多都在国外的博物馆里了。"文进对着父亲讲："我长大后也想学这门手艺，您能教我吗？"父亲当即答应。从此，贾文进就像着了魔一般，在家总喜欢摆弄父亲放在床底下的小工具箱，每次母亲看到了，就会抢过去藏起来，恐怕伤着年幼的他。

上小学时，学校经常停课，贾文进就会跟着父亲去上班，在工作室里看着父亲干活。父亲那精湛的手艺，深深地吸引了他。在父亲的传授下，他很快就学会了翻模、补配、错金银、做旧等文物修复技艺。

高中毕业那年，正赶上父亲退休，文进就顶替父亲在北京市美术公司文物修复厂工作。贾文进常为自己是父亲的亲传而自豪，他对这份工作也特别珍惜，一干就是30多年。

错金银是贾文进的拿手绝活儿，几十年干下来，他最大的体会是，在錾刻细如发丝、弯转曲折的纹道时，必须牢记3点：一是干活时要全神贯注，二是錾刀尖要磨得到位，三是运刀如运笔。下刀时，要掌握好力度，刀锋运用时要游刃有余，刻出的纹道才能婉转流畅，如行云流水。这样的绝活儿非一日之功，靠的是数十年的深厚积淀。随着岁月的流逝，如今的他已经看不清刀锋的走向了，伴随他几十年的錾刀才歇了下来。

贾文进继承了父亲的传统修复技艺，曾参与过国家博物馆展陈文物的修复工作。经他参与修复的青铜器，多次在国外展出。1998年元旦，他参与复制的秦始皇陵出土一号、

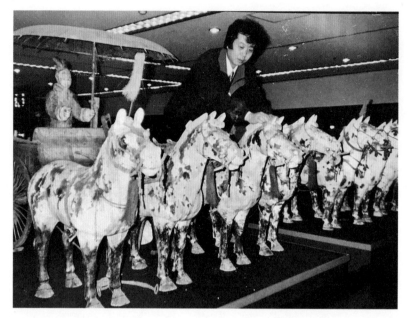

贾文进复制的秦始皇陵出土一号、二号原大的铜车马赴韩国展览

二号原大的铜车马等多件珍贵文物赴汉城展览，得到了参观者的一致好评，为国家赢得了荣誉。

18

赶上了好时代的贾氏第三代

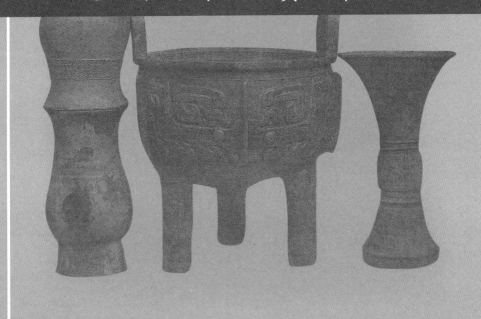

　　贾家第三代也都长大成人，踏上了工作岗位。难得的是，第三代有3个孩子先后从事了文物修复工作，而且修复的范围有了新的拓展。这里面有从事古瓷器和古代纺织品修复及研究的贾文熙之女贾汀，有从事青铜器和古书画修复的贾莉莉之子郭玢，还有以青铜器修复为主的贾文忠之子贾树。他们有的继承了前辈的修复技艺，有的跟从名师学艺，除了学会传统的修复技艺，还能将现代科技与文物修复相结合，把文物修复推向了一个新的高度。贾氏家族的文物修复传奇在他们手中续写着。

贾汀："我是个幸运的人"

　　贾汀是贾家第三代中的老大。在采访中，贾汀说因为父母亲在外地工作，自己自小是在爷爷奶奶身边长大的，直到她25岁的时候，父母才回到北京与她相聚，那时她已经踏上工作岗位。从小抚养自己长大、严格要求自己的奶奶，是对她影响最大的人。奶奶的言传身教让她受益终身。

　　在文博之家的熏陶下，贾汀自幼耳濡目染，在酷爱古代传统艺术的基础上，学到了很多历史、文物、修复方面的知识。2004年，在筹建新的首都博物馆时，贾汀调入首都博物馆，拜著名文物保护专家王勉为师，学习古陶瓷修复技术。在王老师的教导下，她在学中做，做中学，参与修复了古陶瓷文物20余件，其中破损严重的7件。如她参与修复的馆藏明代瓷器青花双狮绣墩，其中的狮形耳各缺右半部分，复制难度很大，需要根据图案资料为狮形耳塑形补缺。贾汀还参与了首都博物馆新馆古陶瓷文物修复室的建立，通过学习实践，熟练掌握了清洗、拼对、粘接、补缺、打磨、上色、绘花纹、上光等古陶瓷文物修复需要的各个步骤，能熟练使用各种日常修复与研究古陶瓷文物的先进仪器设备。

贾汀说，能碰到王勉老师是一件很幸运的事。王老师是个有大智慧的人，和他相处让人很愉快，而且能学到很多东西。王老师不仅精通古瓷器修复，很多东西他都能做，而且都能做得很精致。在王老师那里，贾汀不仅能学到技术，同时还能学做人。贾汀碰到事情就会去请教王老师，而且他的意见往往都是正确的。2015年，首都博物馆新馆正式开馆，工作正式步入常态化后，贾汀调入丝织品组，拜著名的丝织品保护专家王亚蓉为师，学习并从事丝织品保护、修复

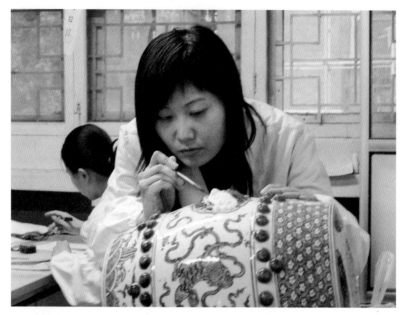

贾汀修绣墩

和研究工作。2017年年底，贾汀调到北京服装学院博物馆工作。贾汀说自己很幸运，总能在每个阶段碰到好的老师，既学到了技术、方法，也学到了为人处世的道理。

郭玢："这是一件伟大的事情"

在京郊一个四面青砖瓦房、抄手游廊的大院子里，我们见到了郭玢。郭玢出生在1986年，看上去就是个高大阳光的大男孩。但他已经是这里从事古书画修复的年轻人里面的头儿，大家一口一个"郭老师"，对他都很尊敬。他对自己所从事的事业也极其投入。这里是郭玢在2017年新换的单位——北京乐石文物修复中心，古书画修复是这里的重要业务。郭玢是古书画修复组组长，他们的工作场地就占了3个大房间。

小时候的郭玢是在外公外婆家长大的。在他童年的记忆里，家里到处都是用石膏铸成的青铜器模子，浓郁的金石文物世家氛围是他成长的土壤。18岁高中毕业后，郭玢走进首都博物馆，成为一名古书画修复装裱师。他用4年时间扎实刻苦地练习书画装裱修复基本功。在广拜名师之余，他还多次参加了国家级古籍修复、纸质文物修复培训班。他不断拓宽视野，不断求新探索。与此同时，在入职第二年，他以优异的成绩考入了北京市委党校文物保管与鉴定专业，成了一名在职的大学生。

对于文物修复，郭玢是这样说的："我们的修复工作，是'悄无声息'的，也许完全不留修复者的痕迹。我修复的作品，不一定被展出，但还是给我很强的成就感。那种成就感不是名和利可以衡量的。这就好像是我延长了它们的寿命，甚至于将它们又救活了一次，这是一件很伟大的事情。"看着修复前千疮百孔的字画在自己手中逐渐变得完好，郭玢心中充满了成就感。修复作品上面虽然没有修复师的名字，但在他心里还是觉得很自豪，他会忍不住一遍遍走进博物馆去看自己曾经修复过的作品。

2004年年底刚进首都博物馆的时候，郭玢被分在青铜修复组，跟着舅舅贾文熙干了一年的青铜器和杂项的修复工作。首都博物馆新馆开张后，因为书画修复需要人，郭玢个儿高适合，加上自己也喜欢，从此就做了书画修复这一行，而且一做就是十几年。在首都博物馆那些年，他参与或独立修复完成的馆藏青铜器、金银器、玉器、木器、古旧字画、古籍善本等达数千件，并对馆藏的5000余张地契进行了修复。此外，他还参与了国家博物馆、门头沟博物馆、延庆博物馆、大兴博物馆、北京奥运博物馆、中国现代文学馆、北京古玩城、滦平县博物馆等单位的文物修复、复制工作。

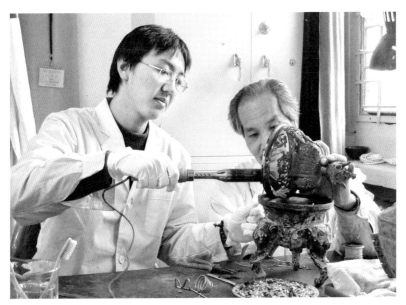

郭玢（左）与贾文熙修复首都博物馆的青铜器

贾树：还是走上了父辈的路

贾树是贾文忠之子，在他的记忆中，父亲每年都会买博物馆年票，从小带着他把北京的博物馆逛个遍。生在"文物修复之家"，父亲对他多少有些"继承家业"的期待。但贾树上学时喜欢摄影，后来大学念了新闻专业，梦想当一名记者。大学4年，贾树去了很多家媒体实习，发表了不少文章和照片，但内容多数还是和文物相关，尤其是看到有"鉴宝"栏目录制节目都会去采访，写现场报道，有时也写写专家访谈。

贾树说，本科毕业后，他又去澳大利亚昆士兰大学读了预科，本来准备考过雅思去申请文化遗产专业，然而，就在这一年，中国国家博物馆公开招聘青铜器修复师，而上一次招聘还是十几年前。父亲说机会难得，让他试试，想着就做两手准备吧，没想就成了，于是，贾树还是走上了父辈的路。

2010年，23岁的贾树进入国家博物馆中心器物修复室工作，从此和"国之重器"打上了交道。"刚来的时候，全是老师傅，年轻人算上我一共俩，还都是男的。"

尽管有家学渊源，但毕竟从未系统学过，所以，初来乍到的贾树，按照修复室的规矩，前3个月就是站在一旁看，并且第一年一般是不许碰文物的。贾树说，刚开始也不让说话，就先站着。在他看来，这也是一种考验。熟悉了之后，师傅会告诉他该干什么。那时候还没有固定的师傅来带，有事问哪个师傅都行。当然，看也得会看，要想看出奥妙和门道来，也不是容易的，比如师傅是怎么拿电焊的，角度大概是多少，焊缝要锉多少，等等，有没看明白的，还要多问。

小的细节都是靠自己看出来的，比如颜色怎么调，漆片比例是多少，这些东西都是慢慢琢磨出来的。

师傅教年轻人，不用特地上课。在日常工作中，他们会随时传授经验。比如，拿文物必须双手拿；有两个"耳朵"的器物不能提"耳朵"，要抱"肚子"；把文物递给另一个人时，必须说声"我松手了"，对方必须回答"好"，然后才能松手；别人工作台上的东西，可以看，但绝对不能碰；修复文物的时候，东西必须放在桌子的中心，而不能放在桌子的边缘，重心要稳，不能倒了；修复完要及时把东西放回去，每个人都有专门的文物柜，自己修的东西自己负责，别人不参与。

贾树说，刚开始的时候，老师傅干活，自己连搭把手都不敢，顶多帮忙递个工具。因为他们接触的全是国宝级文物，万一碰坏了，都是不可挽回的损失。学了3个月，贾树心里终于有了些底。贾树参与的第一项任务是复制后母戊鼎。当时需要复制两件后母戊鼎，东西大，工作量也很大，一两个人干不过来，于是贾树也参与到这项工作中，他的任务是负责做锈，足足做了大半年。中华人民共和国成立之初，最早参与后母戊鼎修复工作的正是贾树的爷爷贾玉波，此后几十年都没有再修过。

做完后母戊鼎的复制，贾树修复的第一件真正的文物是商周时期的一个青铜花觚。这个花觚此前被修过，但只是草率地打了个"补丁"，时间一久，补上去的铜片就和原物有了色差。他把旧"补丁"拆解下来，重新细心地镶接拼拢，再做旧，修复后几乎看不出破损的痕迹，他感到很自豪。每有朋友来国家博物馆参观，他都向他们介绍："这是我修复的第一件藏品！"朋友们都向他竖起大拇指。

"每件文物都要根据破损程度制订出相应的修复方案，没有标准，只有原则，有的裂缝可以用胶水补，有的缺损就要用锡铜焊接。补上的东西都能拆，不能给文物本体造成破坏。"贾树说，"文物修复不是流水线式的，一件文物交到我手里，就要由我负责到底。如果我真的修不好，我会直说，绝对不能把文物当成试验品。"

贾树的工作台上，摆满了锉刀、锯子、刀片、榔头……乍一看像个修车铺。他笑着说："这行没有专业工具，好用就行。我按照老师傅的吩咐去买过牙科工具，几乎所有修牙的工具都能用在修青铜器上，有的牙科工具特别细，能伸到牙缝里，用来抠青铜器的锈特别合适。"

在参加工作的这些年里，贾树还参与修复了河南安阳妇好墓出土的青铜斝、山东烟台市博物馆馆藏国家一级文物秦权、杨家湾出土的汉代骑兵俑、山东滕州博物馆馆藏的青铜器、章丘博物馆馆藏的青铜器，以及国家博物馆的一些特展的展品等，他的修复对象以青铜器为主，他修的一级文物已经有100多件了。

爷爷贾玉波是个有心人，在琉璃厂古玩店工作时，他修复青铜器无数，但修好一件就会被老板卖掉一件，于是他只能把珍贵的青铜器拍照留存。现在的贾树也"继承"了爷爷的这一习惯，也喜欢记录，经手的青铜器哪里有铭文，哪里坏了，每天修了什么，到现在连文带图，已经记了满满3个大本子。

2011年，贾树负责修复秦权，这给他留下了比较深刻的印象。这是秦始皇统一度量衡的代表性实物，上面还刻有铭文，具有重要的历史价值和文化价值。这是贾树第一次接触这类文物，还不认识，于是边修边查资料，才知道这

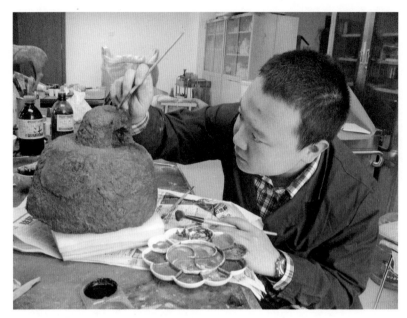

贾树修复烟台市博物馆镇馆之宝秦权

个叫秦权，是秤砣的准则，意义重大。秦权由下面的铁器和上面的铜钹两部分组成，铁器部分胀裂了，而铜钹部分基本完好，当时贾树主要是把缝隙给补上，再做上颜色，看不出修补的痕迹，用了一个多月。

　　又过了三四年，贾树碰到一个复制铜则的任务，铜则也是度量器，特别重，看上去像鞋盒子。上面有字但不认识，贾树赶紧查资料，才知道这东西叫"则"。其实青铜器修复和复制都挺难，都需要很深的功力。比如青铜器上面的锈色，不同时期的器物颜色是不同的，里面还要有层次，要给人一种埋在土里几千年才"长"出来的那种感觉。以肉眼细细观察原物，能看出其中的细微之处来，这很考察人的眼力。贾树说，看着绿色的锈，他能看出里面还有好几个层次，还有不同层次的构成等。

在复制过程中，贾树有时候觉得哪一面做得不够好，就把哪一面涂掉重做。晴天的时候干活最好，但太阳光直晒也不行，容易把文物的颜色做浅了，阴天的时候则容易把颜色做深了；还要凭灵感和经验调配好颜料，漆片放多了颜色太深，放少了颜色又浅了。除了这些，还得控制好自己的情绪，让心静下来。有的时候要把铜则分4个层次来做，一层层做上去，有一层不满意就需要全部擦掉重新做，这个过程很麻烦，很容易让人烦躁。有时干脆先放放，隔上一两天再擦掉重做。就这样，贾树陆陆续续花了小两个月的时间，才把这个铜则复制出来。

贾树说，自己虽然已经做了100多件青铜器，但再做还是会觉得很吃力，因为每一件都是不一样的，埋藏情况、制作工艺、锈层等都不一样。在做的过程中，贾树也经常会打乱原有计划，直至找到感觉。

贾树说，现在修文物，不光是会修而已，还得及时记录、报告，制订修复方案，修复好了还要写修复论文，以提高自己的学术水平。所以，碰到不明白的地方，他都会上网去查找以前发表的文章、资料。这一点与以前老师傅光修不写完全不同。这说明现在修复行业的整体水平已经有了非常大的提高。在学历上，从事这一行的人也不像以前职高毕业就行，现在的从业者不少都是文保专业的硕士、博士研究生，整体素质一下子提升了很多。国家博物馆修复中心在贾树之后又招了6名年轻人，都是文保专业的硕士研究生，后来也有了博士研究生。现在修复中心的最后一个老师傅即将退休，青铜器修复事业也将彻底交到这群年轻人的手中。

贾树觉得自己赶上了一个好时代。在他进国家博物馆修复中心之前的10年里，修复中心没有招过人。一方面说明当时人们还没有意识到文物的重要性，也没什么对口的文保专业；另一方面，跟师傅不愿意把手艺外传有关。另外，还有一个重要原因是老师傅担心年轻人坐不住，教会了又不愿意干了，那就等于白教，所以他们宁愿不进人也不愿随便教。而贾树进馆的时候，已经是再不招人就接不上的情况，这也是文物修复行业的普遍现象。但在近10年里，整个环境变了，贾树觉得这得归功于社会对文物知识的普及，促进了人们对文物的认识，其中"鉴宝"活动功不可没。通过这些活动，现在大家都知道老东西值钱，都会有意识地去保护它，有些人学文保专业，也是受到了这些节目的影响。《我在故宫修文物》片子播出后，又影响了一批年轻人走进了文物保护行业，这是一个理性的过程。

当然，文物娱乐化也需要有一个度，像"鉴宝"节目一开始确实带动了大家的文物保护意识，使大家认识到了老东西的重要性，很多老东西也被有意识地保存了下来，并从总体上抬升了整个文物市场，这都是功劳。但"鉴宝"类节目一旦做滥，问题就会随之而来。另外，专家队伍也是鱼龙混杂，他们往往各执一词，真假难辨，已经没有刚开始时的严谨与专业。而过度市场化，在一定程度上也导致了盗墓现象的频发。

值得一提的是，随着博物馆参观热的兴起，现在参观博物馆的人不少，还要实行预约制，不像以前需要花大力气倡导大家来博物馆，这都是一个社会文明进步的重要标志。

随着博物馆展陈内容的不断丰富，贾树的工作范围也在不断拓展。2011年，国博新馆开馆上展之前，中国青铜器展馆、中国佛造像展等展馆的古代文物需要全部再检查一遍，里面包括后母戊鼎、四羊方尊等国宝级文物，发现小问题现场补救，这对于修复师来说也是个难得的学习机会、锻炼的机会和开阔眼界的机会。有些老师傅来了几十年都没有现场经手这些国宝级文物的机会。贾树说，其实文物修复都是相通的，除了青铜器，他还修复过瓷器、木器、石雕、象牙雕及桌面等物件。

比起前几代人，贾树这一代人有更多的机会接触不同的文物，看到外面更广阔的世界。贾树觉得比起爷爷和父亲，他们这一代人更幸运，时代赋予了他们更多的机会，也让他们有机会去选择自己爱好的领域。他们有更多的机会出去讲课、带徒弟、做汇报交流，有更多的机遇发挥出更大的作用。

能让国宝在自己的手里停一停，贾树觉得挺自豪。他希望能让更多的文物在他手里修好，以便更好地传下去。不光是要修文物，贾树觉得平时文物修复师还要关注修复过的文物的保养问题，而且最好能和文物保管员一起多去库房看看，以便及时发现问题。每次去展厅，贾树都会自觉地去看看他曾修复过的文物，看看它们是否还好，也会顺带看看其他文物状况如何，这已成了他的习惯。

比起上一代人，贾树想得更多。他已不满足于仅仅从事文物修复和复制，他还利用空闲时间进行文创设计，他相信艺术家能做的，文物修复师也能做。他这么想，也这么做了。2016年是猴年，贾树设计了"小红猴"雕塑，"眼睛，身体的形态，尾巴的处理，中国红的颜色选择，我都是有想法的"。设计完"小红猴"，贾树找工厂做了50个复制品，但不卖，他有"野心"，他说："我的目标是参展，做出我自己的风格，让人一看就知道是我的作品。"结果，还真成了。经过投稿、评选，"小红猴"入选2016年清华大学美术学院的"礼·遇"艺术展。2017年，贾树再接再厉，又做了"元宝鸡"系列。2018年，贾树又做了生肖狗系列，各做了100个。贾树的设计朴拙可爱，每一次都获奖、参展。他设计的形象不光做成雕塑，还开发出系列衍生产品，如钥匙链、冰箱贴、毛绒玩具、笔记本、剪纸等，形式很多。

贾树说，要做品牌。他给自己的作品在法国注册了一个品牌"S.T.JA"（嘉树堂），前两年也在中国注册了商标。嘉树，既是贾树的谐音，又取了"后皇嘉树"中的寓意，大家都觉得挺好。贾树也会买故宫和国博的文创产品来琢磨，看看下一步该怎么做，不过现在还只是他的一个爱好。

对于传承和创新，贾树还有很多自己的想法。

🐂 参考资料

[1] 曹子玉：《贾氏文物修复之家》，人民日报出版社，1998年。

[2] 贾文忠、贾树：《贾文忠谈古玩复制》，百花文艺出版社，2007年。

[3] 贾文忠、贾树：《贾文忠谈古玩赝品》，百花文艺出版社，2007年。

[4] 贾文熙、贾汀：《历代铜器鉴定与辨伪》，中国书店，2011年。

[5] 贾树：《贾文忠金石艺术集》，学苑出版社，2018年。

[6] 河南省文物研究所、三门峡市文物工作队：《三门峡上村岭虢国墓地M2001发掘简报》，《华夏考古》，1992年第3期。

[7] 杨爱民：《黄钟大吕　国之正音：三门峡虢国墓地出土的编钟》，《收藏》，2015年第15期。

[8] 张晓彤、詹长法：《万古传物　百年树人——浅谈文物

修复人才现状及教育》，《遗产与保护研究》，2016
年第1期。

[9] 李化元、贾文熙、郭移洪：《三门峡虢国墓地青铜器
保护修复培训班总结》，《中国文物修复通讯》，
1993年第4期。

[10] 戴莹：《从"文物郎中"到"实战派鉴定专家"——记
中国民间国宝评审委员贾文忠》，《收藏界》，2008
年第3期。

[11] 虞立琪：《从废墟中还原国宝》，《商务周刊》，
2002年第18期。

[12] 李秀萍：《西周虢国君王编钟试析》，《收藏家》，
2000年第6期。

[13] 谭鑫刚：《青铜器传统与现代修复保护方法比较研
究》，《自然与文化遗产研究》，2018年第5期。

[14] 王琪琳：《试论京派青铜器的传统修复技艺》，中央
民族大学硕士论文，2013年。

[15] 贾文超：《谈古代青铜器的传统修复技术》，《江西
文物》，1991年第3期。

[16] 贾文超：《独特的青铜卧虎柱足大方鼎》，《紫禁城》，1993年第2期。

[17] 杨兵、高薇、贾文超：《江西新干出土青铜器的保护与修复》，《中国文物修复通讯》，1993年第2期。

[18] 贾文忠：《老北京"古铜张"派源流 文博修复业师祖张泰恩》，《中国文物修复通讯》，1997年第13期。

[19] 霍海俊、王五胜、李化元：《京派古铜器修复技术百年发展脉络概述》，《中国文物科学研究》，2006年第4期。

[20] 贾文熙：《传承文物修复技艺是情结与责任》，《中国文化报》，2018年8月。

[21] 彭适凡、刘林、詹开逊：《江西新干大洋洲商墓发掘简报》，《文物》，1991年第10期。

[22] 温廷宽：《几种有关金属工艺的传统技术方法》，《文物参考资料》，1958年第3期。

[23] 李维明：《司母戊鼎略说》，《中原文物》，2014年第1期。

[24] 高西省：《鎏金工艺研究——从洛阳发现的战国鎏金铜器谈起》，《洛阳师范学院学报》，2009年第6期。

[25] 中国青铜器编辑委员会：《中国青铜器全集》，文物出版社，1998年。

[26] 叶小燕：《我国古代青铜器上的装饰工艺》，《考古与文物》，1983年第4期。

[27] 梁旭东：《中国传统的鎏金技术》，《材料保护》，1990年Z1期。

[28] 朱凤瀚：《古代中国青铜器》，南开大学出版社，1995年。

[29] 孙机：《中国古代物质文化》，中华书局，2014年。

[30] 蒋肖斌：《贾树：修了7年青铜器，我还是初学者》，《中国青年报》，2017年7月11日。

后 记

  青铜器，在我们很多人的印象中，可能就是古老而陌生的、展示在博物馆里的珍贵的重器。我们似乎从未注意过青铜器出土的时候是什么样的，支离破碎、面目全非的它们是经过怎样复杂、艰难的修复才能呈现出我们所看到的样子，修复它们的又是怎样的一群人？2019年，在中国艺术研究院求学的第二年，我们很有幸参与到"文物大医生"系列丛书的写作计划中。借由写作此书的机会，我们有幸近距离地感受青铜器背后那些鲜活的故事和一个青铜修复家族的传奇经历。

  当我们从导师苑利口中第一次听说贾氏家族的故事的时候，深感震撼的同时，也颇为疑惑：一个家族，三代人，是如何在风云变幻的大半个世纪里将这门手艺薪火相传的？是什么支撑着他们坚守这份看似枯燥的职业并精益求精？在充满物质与利益诱惑的环境中，这个家族的故事还可以告诉我们些什么？这些疑问，通过我们对贾氏家族的多次采访得到了答案。

为了深度了解这些青铜修复技艺的传人，我们除了搜寻阅读所能找到的所有与他们相关的资料，以及与这门技艺相关的文献资料，还多次实地采访书中所提到的尚健在的每一位传人，足迹遍及北京农业展览馆、故宫博物院、中国国家博物馆、军事博物馆、北京乐石文物修复中心等，受访人包括贾文超、贾文熙、贾文忠、贾汀、郭玢、贾树等贾氏家族多位成员，以及贾玉波先生的徒弟范天明等。随着采访的不断深入，对这个家族的了解越发深刻，心中的感慨也越发明显。

记得第一次拜访贾文忠先生是在他的工作地点——农展馆的一间修复工作室，略显拥挤的空间里有两张醒目的大桌子，上面及周围放满修复工具，说起家族与青铜修复行业的一些往事，他如数家珍；说起这个行业的衰退，他切切在心；谈到青铜器修旧如旧的问题时，他还直接用手头的材料现场演示，也使我们深深感受到掌握这门手艺绝非易事，唯有长年累月之功与悟性方能从事。与贾文超先生的一次访谈则是在他工作多年的故宫进行的，70多岁的老人带着我们走过他曾经工作过的地方，指点曾经他修复的文物，看似平淡的叙述中满怀挚情。贾文熙老人在采访中除了谈自己曲折的人生、修复文物的经历，还希望能让这个行业的老匠人们得到社会的认可。最年轻的传人贾树也认为自己"赶上了好时代"，通过他们的努力还可以带动更多的人加入文保行列，参与文物保护。还有许多令人印象深刻的访谈场景，碍于篇幅所限，在此不一一赘述。

贾氏家族历经三代而坚持不懈，心中有情怀，行为有坚守，应时代与国家的需要，择一事，终一生，耐得住寂寞，守得住技艺，为中国文物修复事业贡献自己的力量，并将这份情怀与这门手艺代代相传，这既是贾氏家族所遵循的，也是这个时代所需要的匠人精神。

此书的完成，要感谢所有帮助过我们的老师、朋友与各位受访人。感谢苑利老师、顾军老师提供的机会与耐心指导；感谢贾文忠、贾文超、贾文熙、贾汀、贾树、郭玢、范天明老师等接受我们的采访，并且提供了大量的照片、实物与文字资料。由于见识所限，不足之处，还请读者批评指正。

2022 年 2 月

庄丹华，浙江工商职业技术学院教授，博士。

杨婕，山西大学文学院博士生，研究方向为艺术遗产。

刘敏，重庆移通学院教师。

苑利，中国艺术研究院研究员，博士生导师。